中药新药临床试验风险控制与质量管理

高 蕊 陆 芳 主编

U0347590

全国百佳图书出版单位
中国中医药出版社
·北 京·

图书在版编目（CIP）数据

中药新药临床试验风险控制与质量管理 / 高蕊，陆
芳主编 . —北京：中国中医药出版社，2023.12
ISBN 978-7-5132-8425-7

Ⅰ.①中… Ⅱ.① 高… ②陆… Ⅲ.①中药学—临床
药学—药效试验—风险管理 Ⅳ.① R285.6

中国国家版本馆 CIP 数据核字（2023）第 186335 号

中国中医药出版社出版

北京经济技术开发区科创十三街 31 号院二区 8 号楼
邮政编码　100176
传真　010-64405721
保定市中画美凯印刷有限公司印刷
各地新华书店经销

开本 710×1000　1/16　印张 20.75　字数 316 千字
2023 年 12 月第 1 版　2023 年 12 月第 1 次印刷
书号　ISBN 978 – 7 – 5132 – 8425 – 7

定价　80.00 元
网址　www.cptcm.com

服 务 热 线　010-64405510
购 书 热 线　010-89535836
维 权 打 假　010-64405753

微信服务号　zgzyycbs
微商城网址　https://kdt.im/LIdUGr
官 方 微 博　http://e.weibo.com/cptcm
天猫旗舰店网址　https://zgzyycbs.tmall.com

如有印装质量问题请与本社出版部联系（010-64405510）

《中药新药临床试验风险控制与质量管理》
编委会

主　编　高　蕊　陆　芳

副主编　李　睿　訾明杰

前 言

  高质量的临床试验是科学评价药物有效性和安全性的前提，是中医药创新发展的内在需求，也是助力中医药产业提升、提高研发效率的重要部分。2020年国家药监局发布的《药物临床试验质量管理规范》中指出临床试验的质量管理体系应当覆盖临床试验的全过程，保证药物临床试验过程规范，数据和结果科学、真实、可靠，并提出影响临床试验质量的关键环节和数据风险应当从系统层面和临床试验层面考虑，强调了保护受试者的权益和安全，以及保证临床试验关键环节和数据可靠性的重要性。国际人用药品注册技术协调会（The International Council for Harmonization of Technical Requirements for Pharmaceuticals for Human Use，ICH）提出将基于风险的质量管理方法整合到现有的质量体系，便于临床试验管理作出最佳决策。美国食品与药品监督管理局（Food and Drug Administration，FDA）在《基于风险的监查方法》中提出申办者应基于试验设计及其他影响因素，采用不同类型相结合的监查模式，以实现对临床试验的有效监督。我国2017年印发的《关于深化审评审批制度改革鼓励药品医疗器械创新的意见》中提出建立基于风险和审评需要的检查模式，临床试验所有参与方都有责任建立有效的基于风险的质量管理体系。结合国内外最新监管要求，以及既往管理经验，我们提出了构建基于风险的临床试验质量管理模式。

  不同的药物临床试验因其研究对象的特殊性、收益与风险的不确定性等，面临着不同的研究风险。在中药新药的研发中，研究者除要考虑到常规临床试验可能发生的质量风险外，还要顾及到中药新药临床试验的自身特点。如大多数中药具有一定的人用经验，在临床应用及实践中研究者积累了对药物有效性与安全性的初步认识，但是中药成分复杂，量效关系不甚明晰，这使得中药的有效性与安全性难以得到准确保证，一直以来是监管的难点。因此，基于中药临床试验质量风险的特点，应该积极探索基于风险的临床试验质量管理模式，为中药新药临床研究提供高效、高质量的过程质量管理。

我们结合多年的实践经验和思考，初步探索构建了基于风险的中医药临床研究试验质量管理模式，也对相关工作进行了总结和归纳并汇编成册，以期产生抛砖引玉的作用，激发同行专家的深入思考。本书从研究机构、研究者、伦理委员会、申办方、合同研究组织等多方体系综合考虑，在风险识别、分析、评估、监控与审查方面提出相应的操作规范，保障药物临床试验的质量，促进我国中药临床试验的高质量、可持续发展。

编写本书，希望对从事中医药临床研究的研究机构、申办方、合同研究组织等相关人员有所帮助，能够提高中医药临床研究质量。本书的内容主要基于编写团队的研究实践和经验体会，由于实践和认识的局限性，本书的内容存在一些不足之处，有些观点和提法需要在实践中进一步验证。因此，本书难免有错谬之处，恳望广大读者不吝赐教。

本书在中药临床疗效和安全性评价国家工程研究中心、国家药品监督管理局中药临床研究与评价重点实验室及中国中医科学院科技创新工程"基于风险识别与评估的中药临床试验关键环节质量控制研究"基金（编号：CI2021A04704）支持下完成。在编写过程中也得到了合同研究组织北京博润阳光科技有限公司的大力支持，为了行业发展，他们毫无保留地和大家分享了在临床试验风险管理和质量控制方面的经验，并提供了他们的质量管理体系文件模板供大家参考，在此一并感谢。

编者
2023 年夏末

目　录

上　篇

下　篇

上

篇

第一章 绪 论

第一节 GCP 的沿革

中医药临床试验的历史，从神农尝百草的传说到现代临床试验研究，跨越上千年，时至今日，还在随着时代的变化和技术的革新继续发展。临床试验是药物研发的关键环节，为客观真实地评价药物的疗效和安全性奠定了基础。如何设计与实施符合质量标准的临床试验是科学真实评价药物有效性和安全性的决定性因素。

药物临床试验质量管理规范，即 GCP（Good Clinical Practice），包括方案设计、组织实施、监查、稽查、记录、分析、总结和报告，是药物临床试验全过程的标准规定，也是国家药品监督管理部门对临床试验所做的标准化、规范化管理的规定。在 20 世纪初至 60 年代，医学发展史上发生了数起灾难性事件。例如，1937 年美国的"磺胺酏剂"事件，1961 年的"反应停"事件，1963 年日本的"氯碘喹啉"事件，这些事件发生的主要原因是药品上市前没有进行充分可靠的非临床和临床安全性评价。因此，各国政府认识到药品上市前进行临床试验的重要性，加速了对新药临床试验开展立法和管理。美国于 1962 年对《联邦食品、药品和化妆品法》进行了修订，要求所有临床研究启动前的试验方案必须经过美国 FDA 的审查，并且自 1969 年起，新药必须提供随机对照临床研究结果才能得到 FDA 的批准。英国于 1963 年建立了药物安全委员会，并于 1968 年建立医学安全委员会。日本于 1967 年采取了严格的新药审批制度，实行药品再评议等措施，制药企业有义务向国家报告药品副作用。

20 世纪 70 年代至 80 年代，药物临床试验逐渐规范化和法制化。1964 年芬兰召开了第 18 届世界医学大会，并制定了《赫尔辛基宣言》。该宣言声明，医生的首要职责是保护受试者的生命和健康，该宣言已成为所有涉及人类受试者的医学研究必须遵循的道德准则。鉴于临床试验中存在严重滥用受试者的不道德行为和其他严重的问题，美国 FDA 陆续颁布了一系列有关临床试验的法规和指导原则，并启动了临床试验监查制度，这些举措也构成了 GCP 的核心内容。随后，法国、日本、加拿大、澳大利亚、新西兰等国的药品监督管理部门也纷纷效仿 FDA，制定并颁发 GCP。

20 世纪 90 年代，各国药物临床试验规范化和法治化管理逐步形成，但是在具体细节和执行标准上仍存在差异。因此，1990 年 ICH 成立。ICH 的主要目标是保证以有效且经济的方式开发安全、优质、有效的新药，使新药及改进产品能够尽快用于患者。1996 年 ICH 颁布了 ICH-GCP 指导原则，原则涵盖了临床试验中关于保护受试者权益、临床试验的科学性及完整真实性 3 个方面的重要内容，代表了国际最新的临床试验规范标准，得到了世界各国的广泛认可，也标志着药物临床试验管理国际统一标准逐步形成。

我国改革开放后，药品监管步入规范化发展新阶段。1978 年，卫生部药政局重建药品管理体系，执行《药政管理条例》。1982 年国家医药管理总局改名为国家医药管理局。1985 年，卫生部颁发《新药审批办法》和《新生物制品审批办法》，同年执行《中华人民共和国药品管理法》。1986 年，举办 GCP 研讨会，酝酿起草我国的 GCP 法规，以及建设临床试验机构。1998 年，我国 GCP 第 1 版（试行版）由卫生部颁发，并于同年成立国家药品监督管理局。1999 年国家药品监督管理局颁布并实施修订后的《药品临床试验管理规范》。

我国于 2003 年 9 月 1 日起施行《药物临床试验质量管理规范》，该规范是以 WHO 和 ICH-GCP 规范为蓝本，结合我国实际情况拟定。该规范完全符合 ICH-GCP 的原则，主要内容包括：①临床试验前的准备与必要条件；②受试者的权益保障，受试者的权益、安全和健康必须高于对科学和社会利益的考虑；③临床试验方案包括的内容及方案修订的要求；④伦理委员会、研究者、申办者及监查员在实施临床研究时的责任；⑤临床试验数据的记录与报告、管理与统计分析；⑥试验用药品的管理；⑦质量保证；⑧多中心试验的计划和组织实施考虑要点；⑨在临床试验前、进行中及完成后要求的重要基本文件清单。

2004 年，为了保证临床试验质量，国家食品药品监督管理局和卫生部共同制定并发布了《药物临床试验机构资格认定办法（试行）》，对原国家药品临床试验基地进行复核检查。我国于 2017 年 6 月加入 ICH-GCP，2018 年成为 ICH-GCP 管理委员会成员，这标志着我国临床试验与国际紧密接轨。

随着我国药品研发的快速发展和药品审评审批制度改革的深化，2020年 4 月 23 日，国家药品监督管理局联合国家卫生健康委员会发布新版《药物临床试验质量管理规范》（以下简称新版 GCP），并于 2020 年 7 月 1日起施行。新版 GCP 贯彻落实《中共中央办公厅 国务院办公厅印发〈关于深化审评审批制度改革鼓励药品医疗器械创新的意见〉的通知》精神，参照国际通行做法，突出以问题为导向，并与 ICH 技术指导原则基本要求相一致，即"保证药物临床试验过程规范，数据和结果的科学、真实、可靠，保护受试者的权益和安全"。新版 GCP 最突出的亮点是强化了各方职责和管理要求，尤其是受试者保护环节，对药物临床试验机构、研究者、伦理委员会、申办方等责任方都有非常明确和细致的要求。新版 GCP 的颁布，反映了我国新药研发逐渐走向国际化舞台，也有助于我国临床试验质量的进一步提高。

第二节　临床试验的风险来源

风险是某种潜在有害情况发生的可能性。这种情况的发生会给临床试验的参与者和 / 或组织者带来损害，或者影响研究结果的可靠性。风险的构成要素包括不良结果发生的概率及不良结果造成的严重程度。中药新药的研发和注册是一项庞大且复杂的系统工程，涉及多个学科，需要不同领域的专业人员共同努力和合作。药物临床试验是新药进入临床应用前的中心环节，贯穿整个临床试验，因其研究对象的特殊性、收益与损失的不确定性等特点形成了其特殊的风险性，并且不同临床试验阶段（Ⅰ 期到Ⅳ期）风险各异。目前，临床试验的风险主要来自药物本身、临床试验方案、数据库及伦理审查这 4 个方面。

一、药物本身

目前中药新药研发风险大，成功率低。首次／早期临床试验中可能存在以下风险。

（一）靶点风险

靶点的性质及其相关效应对于中药复方的功效和安全性至关重要。中药复方是由多种中药组成，所含药物化学成分复杂，具有多靶点、多途径的特点，因此可能存在对中药复方某个靶点的结构、功能、分布、表达水平和调控情况等认识不清的风险。

（二）药理学风险

药理学包括药物效应动力学和药物动力代谢学，其对于风险的评估至关重要。药物的药理作用途径，包括药理效应（如激动、拮抗等）和强度，存在无法准确认知的可能性。由于药物可能存在延长效应导致出现可逆性变慢、变差或持久的靶抑制等情况，因此需要重点关注量效曲线的类型和曲线陡峭程度。此外，相似靶点及人体重要的功能酶、受体、离子通道等也可能存在潜在的药理学风险。

（三）毒理学风险

药物早期开发的关键毒理学试验一般包括安全药理学、重复给药毒性、遗传毒性和局部耐受性试验，其试验结果是药物风险识别最主要的依据。在毒性试验中，可能存在无法预测的毒性机制，也可能存在预测该毒性的临床生物标志物尚未被监测、降低或控制等情况。与西药不同，中药毒性的物质基础研究以发现毒性单体成分为主。中药的致毒机制研究建立在物质基础研究的基础上，主要阐明毒性单体成分对机体作用的靶器官的细胞、分子和生化机制。因中药制剂作用机制较为复杂，缺乏药源性肝损伤的特异性诊断指标，中药药源性肝损伤的发生较西药具有更大的隐匿性，因此中药新药的风险预测和防控更加困难。

（四）动物模型风险

由于动物和人体存在一定的差异，因此可能存在药物在动物中与在人体中的表现有本质不同的风险。即便是相关的动物，也很难做到完全预测人体的不良反应，因此很难避免该风险发生。而在正式临床试验前，如果没有全面评价动物模型与人体的相关性和局限性，则可能会出现风险。这些风险来源包括以下方面：①靶点亲和性的差异。②靶组织分布的生理差异。③药动学和药代学方面的差异。④药物剂量选择的差异。

（五）原料的风险

药物的原料来源将直接影响到药物的质量及其安全性和有效性，中草药的质量更是影响中药安全性的关键因素之一。不同产地的同一种中药，由于其生长环境不同，可能会影响其毒性大小。除此之外，环境污染的加重、化肥农药的使用、中药饮片的炮制不当等因素都可能造成有害残留物质的超标，导致严重的质量安全问题。由于存在中药记载中的地区用语、使用习惯不同，以及沿袭有误的情况，可能会产生药物混用的安全性问题。

（六）生产工艺的风险

与西药不同，部分中药具有特殊的毒性，需要对其进行炮制以达到增效减毒的目的。部分中药炮制不当或者未经炮制便在临床上使用，可能会引发药物不良反应。除此之外，不管是中药还是西药，在药物研发过程中，生产工艺的变更都可能会导致药物属性发生改变，从而影响药物的临床有效性和／或安全性。

（七）生产环境的风险

中药制剂的生产环境选择不当也会产生风险。部分中药对温湿度及光照等因素较为敏感，因此其存储条件和生产条件也将直接影响药物的质量，从而对药物的安全性和有效性产生巨大的影响。

二、临床试验方案

临床试验方案设计不仅要考虑可靠性，同时还要考虑可行性；既要保证设计方案可以达到试验目的，还要考虑不增加受试者的风险。临床试验方案设计的风险主要来自以下几个方面。

（一）受试者选择的风险

选择不恰当的受试者，可能会造成临床试验结果的差异性，即同一种药物在不同的受试者中可能出现不一样的临床试验结果，甚至在受试者中出现不良事件，进而影响到药物的临床安全性和／或有效性。受试者的选择可能会因为以下情况而产生风险：①与该类药物已知的风险不一致。②方证不一。③健康受试者和患者中的差异。④受试者生活方式的不同。⑤受试者同时合用其他治疗药物。⑥受试者疾病的严重程度。⑦受试者同时或短期内参与多个临床试验研究。

（二）干预措施的风险

目前，随机双盲安慰剂对照作为临床试验的"金标准"，广泛应用于中药新药临床试验。随机双盲安慰剂对照临床试验可以很好地评价新药疗效的有效性与安全性。但对于分配到试验药组别的受试者，存在着药物未知不良反应的风险；对于分配到安慰剂组别的受试者，存在着病情延误的风险，可能会给受试者造成严重的伤害。除此之外，长期服用含有食用色素、添加剂等成分的中药安慰剂，也可能会给受试者的身体健康带来一定影响。对于中药制剂来说，由于其特殊的气味和口味，制作从形、色、气味完全一致的中药安慰剂存在一定的难度，对于未进行中药安慰剂模拟效果评价的临床试验，可能会存在审评风险。

如果选择已知的阳性药作为对照，首先需要选择已经批准上市且在市场上使用了一定时间的药品，其疗效和安全性明确，并与试验用药品适应证、作用机制相同或者相似，否则，不仅可能会给临床试验结果带来一定的质疑，还会给受试者带来安全性问题。其次，是药物的给药途径、剂型和剂量，应当优先选取与受试药物一致的阳性药，既可以保证两者的一致性，同时也便于设盲。但由于中药制剂的特殊性，对于随机对照双盲的临床试验，阳性药与中药制剂很难做到完全一致甚至是相似，可能会存在审评风险。

目前临床用药中经常会出现中药与中药的联用和中药与西药的联用，尽管其联用的目的是增加疗效，但是不合理的联用可能会给受试者的安全性带来一定的风险。

（三）研究周期的选择

理想的研究周期的选择，应当既能有效反映出药物的疗效，又能暴露药物潜在的不良反应。然而，由于中药新药的未知性，研究周期的选择也存在着未知性。并且部分药物在试验结束后可能出现一些潜在的不良反应。不合理的研究周期的选择和随访期的设置，是不符合伦理要求的，也是对受试者安全的忽视，同时也不利于评估试验用药品的有效性和长期的安全性。

（四）疗效评价的风险

1. 结果指标的选择

（1）主要结果指标：是指那些最重要的和主要的、对患者影响最大的、患者最关心的、最希望避免的临床事件。同一药物的临床试验，选择不同的结果指标可能会得出截然不同的结果，会给药物的有效性结果带来一定的干扰，给试验结果的真实性、可靠性带来一定的质疑。中药疗效指标还存在体现中药特色的疗效指标与现代疾病疗效指标不一致的风险。

（2）次要结果指标：是指较重要的，可用来支持主要结果的指标数据，它们能够反映药物干预所引起的主要指标的变化，并在一定条件下可替代主要结果指标。次要结果指标与主观指标的相关性，次要指标对疗效的价值等疗效评价的选择也直接影响到试验结果，从而影响对药物疗效的评价。

（3）安全性指标：安全性指标的确定和评价是临床试验的重要组成部分。安全性评价指标包括临床表现和实验室检查两大方面。通过对各项观察指标的严格检查，观察试验过程中受试者身体发生的变化，可及早发现不良反应并做相应的处理。在临床试验中选择不恰当的安全性指标，可能造成研究者对不良事件严重程度的不当判断，给受试者带来一定的风险，也会直接影响到试验药的安全性的评估。

2. 研究团队及机构选择的风险

（1）申办方和研究第三方：合同研究组织（Contract Research Organization，CRO），是独立的第三方研究机构，即研究第三方。申办方和CRO的研发和监查能力包括企业类型、临床试验经验、同类临床试验经验、在本机构的临床试验经验、监查/稽查能力、法规熟悉程度及与国家药品监督管理局（NMPA）的沟通能力、数据管理和统计分析能力等。选择不恰当的申办方和CRO可能会给试验带来一定的风险，给受试者带来损伤风险。除此之外，申办方可能还面临着试验失败的风险，其风险来源主要包括以下几点。①临床试验的结果未能取得预期疗效。②不良反应较多。③试验质量较差。④试验结果可靠性存疑。

（2）研究机构：研究机构的保障能力包括机构的资质和经验、本专业临床试验经验、机构质量控制和质量保证体系、试验用药品管理、试验记录和档案管理、数据管理和统计分析能力、伦理委员会的资质和经验、本专业及相同项目伦理审批经验、实验室检测能力等。选择不恰当的研究机构不仅可能会造成受试者权益受损，而且对试验结果的准确性及真实性都有一定的影响。

（3）研究者及研究团队：研究者及研究团队的科研实力包括试验经验、方案设计能力、试验方案遵从性、临床试验的管理能力、研究团队专业水平等。参与临床研究的相关工作人员应定期进行相应的培训，能够理解药物的作用机制，识别预期的不良反应，并可针对这些不良反应或其他任何不良事件采取必要的支持性治疗措施。选择不恰当的研究者及研究团队不仅可能会导致受试者权益受损，还有可能使试验方案偏离，影响试验结果的真实性与可靠性。

三、数据库

随着药物临床试验的发展，多个部门间的质量系统对接和信息数据迁移是产生风险的来源。因此，应当确定并评估相关研究人员的资质，对组织结构、质量体系和计算机化系统进行全面系统的合规性评估。

四、伦理审查

随着临床研究方法学的发展及研究的日益精细，需要伦理审查的临床试验范围不断拓宽。因此在审查过程中对研究风险/受益比的判定，以及如何最大程度的保障受试者权益，成为新时期伦理审查面临的挑战。

目前伦理审查主要是基于医疗机构伦理委员会专家的临床经验及主观判断，缺乏基于客观数据作出相对科学的判断的模式，这使得伦理审查意见主观且具有局限性。同时，由于伦理审查风险与收益难以量化且缺乏系统评估方法，无法准确划定可接受的研究风险的阈值，使受试者可能要承担额外的研究风险。各医疗机构伦理委员会重复审查严重，审查质量参差不齐，给申办方及研究者带来额外的负担，并且可能会使部分受试者的权益受损。除此之外，还存在跟踪审查、伦理监管不到位等带来的在试验过程中对受试者保护欠缺的风险。

第三节 基于风险的临床试验质量管理体系

新药临床试验的质量管理体系（quality management system，QMS）涵盖了临床试验的全过程，包括试验设计、实施、记录、评估、结果报告和文件归档。该质量管理体系是包括了国家监管机构、研究机构、研究者、伦理委员会、申办方、第三方机构等所有相关方的整体体系。

一、基本原则

构建基于风险的 QMS 有以下 4 项原则，包括①风险识别：发现需要控制的风险。②风险分析：区分低风险和高风险，确定或提供风险评估的标准或依据。③风险评估：应用上述标准评估风险大小。④风险处理：制定风险控制计划，并按照计划实施。

二、建立基于风险的 QMS 的目的

（一）提高主体意识

我国《药物临床试验质量管理规范》提出："申办者应当把保护受试者的权益和安全以及临床试验结果的真实、可靠作为临床试验的基本考虑……申办者应当建立临床试验的质量管理体系。"《食品药品监管总局关于进一步加强药物临床试验数据自查核查的通知》提出："申请人是药物临床试验的发起者和受益者，对注册申报的数据承担全部法律责任；药物临床试验机构具体项目承担者（研究者）和合同研究组织是受申请人委托，从事药物临床试验的具体承担者，也是数据真实性、规范性、完整性等问题的实施者，属于直接责任人；药物临床试验机构是临床试验行为的管理者，属于间接责任人；省局是药物临床试验数据的核查检查的实施者，负有监督责任。"建立基于风险的 QMS，有助于国家监管机构、研究机构、研究者、伦理委员会、申办方、第三方机构等所有相关方承担起临床试验相关的管理职责。

（二）加强受试者保护

《药物临床试验质量管理规范》提出："临床试验的质量管理体系应当覆盖临床试验的全过程，重点是受试者保护、试验结果可靠，以及遵守相关法律法规。"ICH 也指出："受试对象的权利、安全及受益是考虑的首要因素，优先于科学和社会的获益。"临床试验实施中的各个环节都有可能伤害到受试者的权益，如不规范的知情同意，不恰当的试验用药方案，未及时发现和处理受试者出现的不良事件等。通过建立基于风险的 QMS，可以在临床试验的全过程中最大程度的保障受试者权益，确保受试者的安全。

（三）提高数据完整性和可靠性

数据准确、完整及真实的记录是 GCP 的基本要求，也是评价药物或临床干预措施是否安全有效的依据。《药物临床试验质量管理规范》明确

指出："研究者应当确保所有临床试验数据是从临床试验的源文件和试验记录中获得的，是准确、完整、可读和及时的。源数据应当具有可归因性、易读性、同时性、原始性、准确性、完整性、一致性和持久性。源数据的修改应当留痕，不能掩盖初始数据，并记录修改的理由。以患者为受试者的临床试验，相关的医疗记录应当载入门诊或者住院病历系统。临床试验机构的信息化系统具备建立临床试验电子病历条件时，研究者应当首选使用，相应的计算机化系统应当具有完善的权限管理和稽查轨迹，可以追溯至记录的创建者或者修改者，保障所采集的源数据可以溯源。"只有存在记录，才能在发生相关问题时追根溯源。建立有效的 QMS 有助于早期发现数据存在的质量问题并及时对其进行更正，以提高数据的完整性和可靠性，保障临床试验结果的真实性与可靠性。

（四）减少临床试验的工作成本

2013 年欧洲药品管理局（European Medicines Agency，EMA）发布《临床试验中基于风险的质量管理指南》，强调了基于风险的 QMS 的循环性质，并推荐使用质量源于设计（quality by design，QBD）的方法。ICH 于 2016 年发布了修订版 GCP-ICH E6（R2），该指导原则的修订目的是为了鼓励在临床试验的方案设计、组织实施、监查、记录和报告中采用更加先进和高效的方法，如中心化监查、基于风险的质量管理体系等，以保证受试者的权益和临床试验数据的质量。我国 2020 年发布的最新版《药物临床试验质量管理规范》旨在建立有计划的临床试验系统性措施，以保证临床试验的实施和数据的生成、记录、报告均遵守试验方案和相关法律法规，并且便于研究者对其进行质量控制。因此，建立基于风险的 QMS 有利于提高临床试验的质量，同时降低临床试验的总费用。

三、构建基于风险的 QMS 框架的环节

为了有效地建立基于风险的质量管理，需要确定质量容忍限度。

（一）确定质量容忍度

为了评估影响受试者安全性和数据可靠性的系统性风险，需要明确质

量容忍度。目前，可使用"风险评估量表"对具体临床试验项目风险进行量化分析。风险评估量表包括以下4个等级。①低风险：临床试验的质量完全受控，试验方案设计合理，试验的开展遵循法规和方案，试验数据可靠完整；受试者试验预期伤害或不适的可能性很小，程度轻微。②中度风险：试验质量风险大于低风险，基本可控。试验方案设计基本合理，发生不影响试验结果的法规、方案违背的可能性增加；受试者发生可逆性的、轻度不良事件的可能性增加。③中高度风险：试验质量风险大于中度风险，有失控的可能性，但概率不是非常高。试验方案设计有一定缺陷的可能性升高，发生影响试验结果的法规、方案违背的可能性增加，试验数据的可靠性和完整性受到影响；发生可逆性的、中度不良事件的可能性增加，但有充分的监督和保护措施使其后果影响最小，严重伤害的可能性非常小或几乎没有。④高风险：试验质量风险大于中高度风险，质量失控可能性增加。试验方案有严重缺陷的可能性升高，发生严重影响试验结果的法规、方案违背的可能性增加，试验数据的可靠性和完整性很有可能受到严重影响；发生严重而持续的试验相关不良事件的可能性增加，或者关于不良事件的性质有很大的不确定性。

（二）基于风险的质量管理

基于风险的质量管理是在整个临床试验的设计、实施和评估过程中，根据试验用药品的信息，持续识别、评估与临床试验相关的风险。

1. 临床研究前的准备工作

在正式试验开始前，应当满足以下条件：①评估预期的受益和风险。②试验用药物的非临床和临床信息应当足以支撑拟进行的临床试验，且临床试验方案的设计合理。③在临床研究的人员选择中，应当仔细评估相关研究人员的资格，预测其潜在风险，并确定相关职责。④根据现有的研究信息，分析试验过程中可能存在的风险，制定相应的流程来最大程度的规避风险，保障受试者权益。⑤临床试验的风险报告，首先应当确定优先事项，分析其质量容忍度，审查的风险相关数据均应记录在案。

2. 文件管理

我国《药物临床试验质量规范》中指出药物临床试验的源文件必须妥

善保管，并制定文件管理的标准操作规程，以便被保存的文件易于识别、查找、调阅和归位。

3. 研究者培训

研究者的培训和沟通有利于控制在研究者依从性、受试者知情同意、试验用药品的管理、数据的记录、不良事件的处理等质量因素方面出现的风险，使研究者能够充分理解研究方案及相关的 GCP 法规，并按照研究方案及 GCP 相关要求进行试验，提高临床试验的质量。《药物临床试验管理规范》中提到，涉及临床试验的人员均应当经过临床试验的培训、有临床试验的经验。对参加试验的研究人员要进行系统的培训，研究中心之间应开展统一培训。同时强调受试者安全性问题，研究者在关注试验用药品疗效的同时，应时刻把安全性问题摆在首位，以便发现问题后能及时处理，使风险在可控范围内。

4. 质量保障体系

除保护受试者的权益外，GCP 作为一种质量管理规范，保证药物的临床试验质量。基于风险的质量管理方法不仅可以保障受试者权益，也使临床试验具有更好的决策。所有相关方包括国家监管机构、研究机构、研究者、伦理委员会、申办方、第三方机构等都有责任为提供有效的基于风险的质量管理体系做出贡献。

美国 FDA 在进行检查时遵循的原则是"没有书面记录就不承认有关行为发生过"，因此，准确、真实而完整的记录是保证临床试验质量和数据可靠性的基础。质量控制检查由专门的质量控制检查员根据质量检查清单，按照观察时点定期检查研究数据的记录、数据报告、药物管理、不良事件的处理与报告，并对存在的研究质量问题采取相应的措施。

对于常规风险，专业质控人员按不同风险等级制定质控计划，质控计划递交相关机构质控。质控人员按照节点对临床试验过程进行现场检查，检查的内容涵盖研究进度、全部源数据核查、真实性核实、电子数据上报及药物管理。同时检查后书写质控报告，及时向主要研究者报告。主要研究者应审核质控报告，并对存在的质量问题采取相应的措施。

5. 监查

为了保证临床试验中受试者的权益受到保护，试验记录与报告数据应准确、完整并与原始资料一致，确保试验遵循试验方案、标准操作流程、GCP 及现行的相关法律法规。申办者需任命具备相关知识、经过专业培训的人员在临床试验开始前、进行中及结束后对临床试验的各承担机构进行访视，以便发现问题并使其得到及时的纠正，并将每次访视的情况报告给申办者。2017 年国家食品药品监督管理总局发布的《总局关于药物临床试验数据核查有关问题处理意见的公告》中指出："临床试验合同研究组织受申请人委托，承担临床试验相关工作，对临床试验数据真实性、完整性、规范性承担法律及合同约定的责任；对其出具的相关报告和数据承担直接法律责任。"作为临床试验的主体责任人，申办者需要评估和监督相关工作，如评估监查计划，审阅监查报告、稽查等。同时需要申办者明确 CRO 责任，以及同 CRO 建立良好的沟通汇报程序。

6. 稽查

稽查是指由不直接涉及试验的人员对临床试验相关行为和文件进行系统而独立的检查，以评价临床试验的运行及数据的收集、记录、分析和报告是否遵循试验方案、GCP 和相关法规要求。稽查类型可分为试验机构稽查、研究稽查和系统稽查。通过准备与计划、启动会议、现场查看、询问参与临床研究的有关人员、结束会议和答辩等方式观察和发现出现的问题，从而保障临床试验质量和结果的可靠性。

四、小结

随着技术的进步及药品监管法规的日益完善，临床试验成为新药研发的重要环节。在药品市场全球化的引导下，药物研发的全球化趋势和格局逐渐形成，全球同步开展的临床试验数量迅速增长。质量管理是中药新药临床试验结果科学性与可靠性的保障，目的是对中药新药临床研究中的关键环节和关键数据进行实时质控，并对临床试验中存在的风险进行防控。目前我国对药物临床试验的质量控制与监管越来越重视，对临床试验的质量管理提出了一系列标准与规范，保证临床试验结论的科学性和可靠性。国家药品监督管理局召开 2020 年全国药品监管政策法规工作电视电话会议，会议强调，要全面加强药品监管法治工作，以最严谨的标准、最严格的监管、最严厉的处罚、最严肃的问责为监管工作的根本遵循和行动指南。

为了加强临床试验的质量，需要严格规范临床试验的各个环节，保障受试者权益，提高数据的完整性、真实性与可靠性。因此需要建立基于风险的质量管理体系，明确国家监管机构、研究机构、研究者、伦理委员会、申办方、第三方机构等所有相关方的职责和相关操作规范，保障药物临床试验的质量，促进我国中药临床试验的高质量、可持续发展。

第二章　研究机构在临床试验风险控制与质量管理中的作用

药物临床试验研究指以人体（患者或健康受试者）为对象的试验，旨在发现或验证某种试验药品的临床医学、药理学及其他药效学作用和不良反应，或者试验药品的吸收、分布、代谢和排泄，以确定药物的疗效与安全性。药物临床试验涉及的操作环节和参与人员众多，风险发生的可能性大，从前期的试验方案设计，到中期的临床试验实施，以及后期的数据处理、结题等，都有可能出现偏差，带来风险。不同的风险具有不同的特性，为了应对各种临床试验风险，需要进行有效的风险控制及质量管理。

对风险控制和防范最有效手段就是进行质量管理。质量管理（quality management，QM）是指确定质量方针、目标和职责，并通过质量体系中的质量策划、质量保证、质量控制和质量改进等手段来实现所有管理职能的全部活动。ICH E6 指出质量管理包括有效临床试验方案的设计、数据收集、处理工具、程序设计，以及临床决策必需信息的收集。2020 年《药物临床试验质量管理规范》提出："临床试验的质量管理体系应当覆盖临床试验的全过程，重点是受试者保护、试验结果可靠，以及遵守相关法律法规。"

从临床试验的操作层面，质量管理分为质量保证和质量控制。质量保证（quality assurance，QA）是指在临床试验中建立的系统性措施，以保证临床试验的实施和数据的生成、记录和报告均遵守试验方案和相关法律法规；质量控制（quality control，QC）是指在临床试验质量保证系统中，为确保临床试验所有相关活动符合质量要求而实施的技术和活动。质量管理的相关方包括申办者、伦理委员会（Ethics Committee，EC）、合同研究组织、监管部门及试验机构和研究者，其中申办者是临床试验数据质量和可靠性的最终责任人，GCP 中规定申办者应当建立临床试验的质量管理体系，申办者可将其部分职责委托给 CRO；EC 负责保护受试者权益；研究机构在组织管理方面对药物临床试验进行质量控制监管，是药物临床试验质量控制的重要参与者；药监部门则根据项目情况实施检查。

第一节 研究机构在质量管理体系中的作用

新版 GCP 第十六条、第十七条对研究者和临床试验机构作出了明确要求，包括①研究者和临床试验机构授权个人或者单位承担临床试验相关的职责和功能，应当确保其具备相应资质，应当建立完整的程序以确保其执行临床试验相关职责和功能，产生可靠的数据。②临床试验机构应当设立相应的内部管理部门，承担临床试验的管理工作。③研究者监管所有研究人员执行试验方案，并采取措施实施临床试验的质量管理。笔者认为研究机构应从文件体系建设、质控体系建设、培训管理和电子化系统的使用等方面进行内部质量管理。

一、文件体系建设

文件体系建设包括管理制度、标准操作规程（standard operating procedure，SOP）和设计规范等方面。其中管理制度是开展药物临床试验管理的行为依据，规定了临床试验实施的总则和要求。临床试验 SOP 是一套保证某项特定活动一致性的书面指令性文件，用来描述某一事件的标准操作流程和要求，以及指导和规范临床试验日常操作。设计规范是对临床试验各类文件（如方案、知情同意、研究病历等）的设计、撰写要点的具体指导。其中，对临床试验过程涉及最多的 SOP 具体说明如下：

SOP 作为规范临床操作的文件，制定时要遵循医学伦理原则、GCP 及现行法律法规等。在确定每一项 SOP 流程时应重点考虑实施的可操作性，体现当前条件下可以实现的最优化的操作程序。同时，根据"没有记录就没有发生"原则，应重视证明 SOP 执行的附件的制定。在具体撰写时应做到流程简单明确，说明详细准确，使用描述性的语言，不使用含糊的语句，避免产生歧义。临床试验 SOP 作为一个体系性文件，其管理和制定需要由一个团队负责。以医院为例，机构 SOP 由 SOP 委员会制定和管理，其中主任委员负责组建 SOP 委员会及 SOP 的批准；审核委员负责 SOP 的审核；秘书负责收集 SOP 的撰写和修订等。各方从不同角度审阅 SOP。这种层级管理、纵向监督的方式有效地保证了 SOP 制定的全面性、合理性和可行性。确定合理的流程是 SOP 制定的前提，亦是关键所在，包括试验的全部流程及每一项具体 SOP 的操作流程。其次，制定 SOP 时应明确每一步流程的实施者，如相关文件的提交者（执行者）、审核者、批准者、签发者等。再次，明确每一流程的通过条件，如满足哪些条件，前一个流程的工作方可被批准进入到下一个流程。最后，应制定每一项 SOP 使用的附件表格。临床试验流程按照时间顺序可分为试验启动前、试验进行中和试验结束 3 个阶段，制定临床试验的 SOP 也是围绕这 3 个阶段展开的。

（一）试验启动前

研究者向机构提出临床试验申请并获得批准；研究者和申办者共同完成研究方案等试验相关材料的设计，并提交专家委员会和伦理委员会进行审核及批准；方案确定后，申办方与机构签订合作协议，完成药品的接收与入库；召开启动会，完成受试者入组的全部前期准备。相应的 SOP 应包括：临床试验的申请及批准，研究方案及相关研究文件的设计、优化及审核，合同的签署，药品的接收入库及试验启动等。

在启动阶段，以临床试验 SOP 的申请为例，方案的申请流程从整体上依次分为行政审查流程、方案优化流程及伦理审查流程。

行政审查流程首先由研究者负责填写临床试验申请和其他试验文件（如国家食品药品监督管理局批准文件、保密协议、财务声明、试验方案、知情同意书等），机构办公室审核研究者/科室的资质及试验文件，审核通过后，向研究者签发临床试验批准书。

各组长单位和承担单位的方案优化流程在细节上有所不同，大致为以下两点：①作为组长单位时，研究者填写试验优化申请，连同与申办者共同制订并签署的临床试验方案等相关文件提交给专家委员会秘书，获得专家优化意见，根据意见修改研究方案，然后向伦理委员会提交伦理审查。②作为参加单位时，研究者获得临床试验批准书后，直接进入伦理审查流程。

在伦理审查流程中要求研究者填写伦理审查申请书，并将相关试验材料提交伦理委员会审查，获得伦理委员会正式批件后，方可启动临床试验。

（二）试验进行中

试验进行阶段是整个 SOP 管理中最关键的部分，也是最难以控制的部分。这一阶段的 SOP 以研究者为主体，但研究者需要同时从事临床医疗和临床试验，很难保证有足够的时间和精力完成高质量的临床试验，因此这一阶段也往往最易出现问题。

临床试验的标准操作流程包括：①对初步判断有可能进入临床试验的受试者进行充分的试验内容告知，并让其签署知情同意书（informed consent form，ICF）。②完成对受试者的筛选和入选，并进行原始文件的记录，发放试验用药品。③在规定访视时间内完成原始文件的记录后，填写病例报告表（case report form，CRF）。④由研究机构和申办方负责质量控制与质量保证体系的建立。相应的 SOP 应包括：知情同意过程、筛选与入选受试者、研究文件的记录、不良事件及严重不良事件的记录和处理、试验用药品的使用、质量控制及质量保证等。

在进行阶段，以受试者的筛选与入选 SOP 为例，包括受试者的筛选和随机两大流程。筛选由研究者向受试者介绍临床试验，受试者确认并签署知情同意书后，研究者给受试者分配 1 个筛选号。研究者根据方案的要求，对受试者进行筛选检查，并根据筛选检查结果判断受试者是否可以入组。对不符合入选标准或符合排除标准的受试者，在筛选表中记录相关信息及筛选失败的原因。随机是指对符合入选标准全部条件且不符合排除标准中的任何一项的受试者进行随机，在入选表中记录该受试者的信息，并填写鉴认代码表。

（三）试验结束

最后 1 例受试者完成最后 1 次随访后，所有的疑问数据应得到确认，数据盲态审核通过，关闭数据库后试验进入到结束阶段。研究者撰写试验结束报告或分中心小结表，向机构办公室提交试验结束申请并获得审核意见。剩余药品退回至申办者处，并获得申办者的药品销毁证明。这一阶段的 SOP 应该包括：试验结束报告的制定及提交、临床试验结束申请的审核及试验用药品（investigational product，IP）的管理。

在结束阶段，以试验用药品的领取及返还 SOP 为例，包括 IP 的领取、返还及损耗 IP 的处理三大流程。IP 的领取由受试者或其亲属凭研究者开具的试验用药品专用处方到机构药房领取药品，领药人确认领到的药品与处方一致后，在试验用药品发放表上签字确认。IP 的返还由受试者或其亲属将剩余 IP 及包装返还给机构药房，在临床试验协调员（clinical research coordinator，CRC）的现场复核下，药品管理员将剩余 IP 及包装返还至申办方 /CRO，三方共同签署药品返还记录。

（四）其他

除针对临床试验项目管理的 SOP，某机构 SOP 还应包括针对 SOP 的管理，如 SOP 的管理和临床试验的编号；人员管理 SOP，如研究者、试验协调员、质控员的培训及任命；其他，如试验设计 SOP，文件管理 SOP 等。

二、质控体系建设与主要工作内容

建立临床试验质量控制体系的根本目的是使临床试验质量符合伦理学及监管法规的要求。机构的内部质量控制体系包括伦理委员会、专家委员会、SOP 委员会、质控室及专业科室，各方从各自专业角度对临床试验质量进行监管。伦理委员会根据伦理和科学的原则，对临床试验进行审查和评估，保护受试者安全；专家委员会由临床、数据及统计专家组成，对试验方案或试验过程中遇到的专业问题提供建议，保证临床试验的科学性；SOP 委员会制定临床试验标准操作规程，并按照实施情况对其进行修订，保证 SOP 的可操作性及对临床试验的指导性，防止相同错误反复出现；质控室监控临床试验的实施情况，保证临床试验对方案和 SOP 的依从性；专业科室从专业角度把关受试者的入选，给予方案规定的干预措施及疗效评估。

医院的质控模式可采取临床科室、机构二级质控模式，由机构质控室和科室质控员共同负责一级质控，机构质控室负责二级质控。

（一）试验启动前

一级、二级质控员根据试验方案、试验流程制定质控计划。

在临床试验启动前（一般可在伦理委员会复审项目之前），组织召开项目讨论会讨论项目存在的问题，同时接收申办方 /CRO 的质控计划，包括监查计划、稽查计划、定义关键数据点等。

（二）试验启动会

启动会上，二级质控员向临床科室介绍质控计划、常见质量问题、临床操作的注意事项。

启动会后，一级质控员按照文件夹目录进行质控检查。

（三）试验期间

按照质控计划，一级质控员做到 100% 质控与核实，将质控发现记录在文件中，CRC 负责质控问题的回复及解决。

二级质控员按照质控计划进行质控和核实，协调解决质量问题，审阅方案偏离报告等。

（四）试验结束

一级、二级质控员对试验相关文件进行质控。对于质控发现的问题，二级质控员可组织参与各方共同商讨解决策略。

待全部质控问题得到合适的回复后，二级质控员确认质控流程结束。

在试验实施过程中，如发现存在研究进度严重滞后、真实性存疑、方案违背、不良事件（adverse event，AE）、严重不良事件（serious adverse event，SAE）等问题，研究者需要对出现的问题进行解释并整改，否则，机构将暂停或终止该临床试验。

此外，也可构建三级质控体系。以医院临床试验中心为例，实施"三级质量控制体系"，三级即为项目组、专业组、机构办，三方参与人员从不同的角度对临床试验质量进行监控。药物临床试验三级质量控制体系具体包括①一级质量控制：具体参与该项目临床试验的研究者为该项目的质量控制人员，负责与该项目有关的质量控制，并及时向专业负责人汇报。②二级质量控制：专业负责人为该项目的二级质量控制人员，负责领导一级质量控制人员的工作，并及时向医院机构办公室汇报情况，在试验前、中、后期负责项目的检查、监督和把关。③三级质量控制：医院机构办公室主任为三级质量控制人员，负责与申办者共同制定、签署试验方案，审批机构的总结报告，定期或不定期亲自或委派办公室人员检查执行情况和各项制度，不断完善和修订各项制度及其临床试验方案，以适应新的需要，不断提高研究质量。同时为了加强机构办的质控力度，建立机构办三期质量控制体系，将项目的进程分为项目初期（即第 1 例受试者入组）、项目中期、项目结题 3 个阶段。如果项目入组人数较多或者质控中发现问题较多，会增加质控次数。机构办质控员尝试在不同阶段通过增加质控次数及监管力度，实现对临床试验整体进程的质量把控，力争协助研究者及申办方提高临床试验项目整体质量。通过设立专职质控人员，规范质控流程及内容，增加研究者与机构办质控员的沟通及交流，从机构办管理层面，全流程把控临床试验质量，为机构办在临床试验项目质量控制体系中发挥监管作用提供保障。

（五）评估及持续改进

药物临床试验机构需要定期从宏观和微观两个维度对质量控制体系进行评估。机构可预先制定体系评价指标，如质量指标和效率指标。机构办公室、伦理委员会等各个部门通过对数据进行收集、整理、分析和总结，重点提出体系中存在的问题和原因，拟解决的办法和办法的可行性，以决定下一步行动计划。同时预设体系评估的频次，及时将体系评估的问题反馈给研究人员，并确认其按照拟解决的办法执行。为了确保药物临床试验结果的准确和可靠，需要加强对试验项目的质控，同时质控体系也必须得到持续的改进，参与质控体系的各方应从自己的角度对体系不断地进行优化和促进，以保证体系的合理性、先进性和可行性。

三、培训管理

培训对于药物临床试验规范的实施有着举足轻重的作用，是提前降低风险的有效措施，应将培训作为机构日常的工作和考核内容之一。培训流程包括制定培训计划，确定培训内容（法规、指南、指导原则、SOP、试验相关技术、试验方案及更新的文件），进行培训考核及评估等。培训切不可流于形式，培训后应考核成果，保证培训切实有效。以医院对研究者、试验协调员、质控员的培训为例，具体说明如下：

（一）研究者的培训

建立研究者培训及任命机制，确保本机构参与临床试验的研究者都接受过 GCP 培训并了解临床试验的全过程，保证研究者有充分的时间在规定的期限内完成临床试验，同时适用于所有需要在本机构内参与临床试验的医师、技师、护士。以医院研究者培训要求为例：所有研究者在参与临床试验前都必须经过必要的 GCP 及临床试验相关技能培训，并获得研究者任命书。首次申请研究者任命的医师、护士或技师，完成规定时间的 GCP 及临床试验相关技能培训后，方可申请研究者资格；已经获得研究者任命的研究者或研究护士，须在资格到期前向机构办公室提交培训记录表，研究者只有在效期内完成 GCP 及临床试验相关技能培训，才可以继续保持研究者资格。同时，机构办公室每年应向研究者提供不少于规定时间的临床试验相关技能培训（包括院内培训及院外培训、研讨班、会议等），以保证所有研究者均有保持研究者资格的机会。培训的内容包括但不限于：法规及规范类、临床试验技术指导原则、本机构临床试验的标准操作规程、临床流行病学、统计学和循证医学相关学习内容。

（二）研究协调员的培训

建立试验协调员的培训及任命机制，保证本机构参与临床试验的协调员能够合理合法地在研究者、申办者、受试者之间进行有效的协调。适用于在本机构内担任试验协调员的所有工作人员。

以医院 CRC 培训要求为例：为获得试验协调员资格，申请人必须完成不低于规定时间的 GCP 及临床试验相关培训；获得试验协调员资格后，每年必须完成不低于规定时间的 GCP 及临床试验相关培训。除此之外，每一项试验开始前，试验协调员必须接受来自研究者或申办者（或申办者委托的第三方）的试验流程相关培训。

（三）质控员的培训

建立院内质控员的培训及任命机制，保证质控员有足够的能力对临床试验进行质量控制。

以上海市同仁医院机构办为例：机构办重视药物临床试验的培训，从筹备资格认定时就定期邀请药物临床试验专家来院培训。培训内容包括试验方案设计、临床试验开展的注意事项、临床试验质控项目内容和数据核查等相关内容。取得资质后，机构办将培训重点从理论培训转为项目专项培训，重视项目启动会培训，要求授权分工人员必须通过启动会培训考核后方能开展临床试验。同时，注重培养专职质控员，制定专职研究护士专科培训计划，协助医院Ⅱ～Ⅳ期临床试验和Ⅰ期临床试验/生物等效性研究病房的研究工作。

四、电子化系统的使用

随着临床试验数目的增多和质量要求的不断提高，机构的人力资源条件往往有限，专业的电子信息化技术平台，可实现临床试验项目的信息化管理，提升管理质量和效率。已有多家机构在自主开发或引进试验信息化管理系统的基础上，实现与医院管理信息系统（hospital information system，HIS）、实验室/检验科信息系统（laboratory information management system，LIS）、医学影像系统的对接，并在系统中制定质控计划、设置进度提醒、记录质控问题。临床试验的记录正在逐步信息化，药物临床试验信息系统对试验数据的记录进行电子化采集，可以保证数据采集的实效性，减少人为因素对信息收集和处理的干扰，保证药物临床试验过程中各项规定的实施过程规范化，便于数据的溯源性检查，还可对其进行实时监控。新版 GCP 第二十五条中提到，以患者为受试者的临床试验，相关的医疗记录应当载入门诊或者住院病历系统。临床试验机构的信息化系统具备建立临床试验电子病历条件时，研究者应当首选使用，相应的计算机化系统应当具有完善的权限管理和稽查轨迹，可以追溯至记录的创建者或者修改者，保障所采集的源数据可以溯源。

目前医院常用的电子化系统包括项目管理系统、数据管理系统、Ⅰ期管理系统（trialone 系统）。

（一）项目管理系统

依据机构 SOP 开发项目管理系统，将临床试验的全部环节细化、整合并固化到系统内，提供各方工作电子平台，形成符合 GCP 规范要求且兼具本机构特点的药物临床试验综合管理平台。该系统主要包括项目管理、培训管理、会议管理、财务管理、部门管理和工作文件管理 6 大部分。

1. 项目管理

项目管理为机构办公室、伦理办公室、专业组、申办方、药房、CRC 及专家委员会（Expert Committee on Clinical Trials，ECCT）提供了全流程在线工作平台，覆盖项目启动前、实施阶段和结束阶段所有工作流程。其中，启动前工作涵盖立项审查、伦理审查、ECCT 审查、合同签署、各科室启动通知、启动前试验流程和参数配置等；实施阶段工作涵盖从门诊系统同步受试者基本信息、开具检查申请单、处方单、质量管理团队过程质控、临床试验期间医院各类就诊数据溯源等；结束阶段工作涵盖发送结束通知、项目文件归档等。

项目管理系统根据具体试验流程配置流程图，便于研究者操作；可查询受试者在试验期间门诊的所有就诊信息，溯源检查结果；临床研究各方可通过系统实时了解项目进度。

2. 培训管理

培训管理涵盖内外部培训计划、培训通知、在线培训、培训考试、培训总结等功能，便于机构和研究者在线管理培训情况。

3. 会议管理

会议管理用于支持临床研究相关的研究者会议。

4. 财务管理

财务管理用于支持临床研究经费的管理。

5. 部门管理

部门管理用于支持确定临床研究各方人员角色、职责，以及支持系统的功能维护。

6. 工作文件管理

工作文件管理主要对系统用户提供的工作计划与总结、学习材料等资料进行归档整理工作。

（二）临床试验数据管理系统

临床试验数据管理系统是针对临床研究过程中的数据采集及数据管理所研发的专业级软件系统，主要功能是帮助临床试验中心方便、快捷和准确地从临床中收集试验数据，管理试验数据，并对数据进行加工利用。该系统基于互联网的模式进行远程数据采集，云服务器作为主服务器和数据库的存放地点，使用临床试验数据管理系统的医院作为数据采集点，通过互联网上传临床试验所采集的数据。在整个数据采集过程中，临床监查员可以对数据进行实时监查，数据管理员可以实时清理数据。本系统共有3个主界面，包括①系统管理工作站：主要用于系统基础信息维护，包括临床试验机构维护、试验基础信息维护、系统默认角色及权限维护、系统基础代码库维护及用户权限整体维护等。②系统模块库：主要用于用户管理、内置试验标准数据采集模块及标准核查程序维护、相关采集指标正常值范围维护。在数据标准方面，主要参照临床数据交换标准协会（Clinical Data Interchange Standards Consortium，CDISC）相关数据标准制定。③临床试验项目管理模块：主要用于临床试验相关人员（系统数据管理员、监查员、数据录入员、主要研究者等）对整个临床试验数据采集的各个流程及功能的管理，涉及研究设计、数据逻辑核查程序编写、数据录入、人工核查、疑问管理、数据编码、数据导出及相关报表等。该系统具备权限控制与管理、稽查轨迹、电子签名等功能，有效保障数据的安全性、可溯源性和合规性。

（三）I 期项目管理系统

医院 I 期临床试验系统涵盖受试者招募、源数据采集、数据管理等试验全流程，可实现早期临床试验前摄性数据采集（源数据）和电子自动化处理。为试验开展提供统一的工作平台，充分利用电子系统的整合管理优势和全局统筹视角，使 I 期药物临床试验参与各方的工作开展得更加紧密、协调、流畅、高效。

受试者招募阶段：系统在工作使用中积累维护本机构的受试者数据库，并可在未来实现多中心受试者数据库的共享；通过网络自注册端口储备潜在受试者人群，设置自注册内容，初步收集潜在受试者信息，以便试验的初步筛选；通过邮件、短信等多种即时通信方式，建立并维护与受试者的联系，通知访视安排、进行跟踪随访等。

数据采集阶段：系统可与电子血压计、身高体重秤、心电图机、床旁监护仪等多种电子设备实现端口对接与实时数据传输。

全程样本管理方面：从人体获得样本至样本运抵中心实验室进行检测，样本的预处理、暂存及转运等操作都可借助条码扫描，实现样本核对数字化，便于实时操作轨迹记录。

实验室 / 检验科信息系统对接方面：系统可实现 LIS 的读取，方便研究人员直接获取检查结果，避免誊抄带来的错误。

随着我国加入 ICH，药物临床试验实行电子化管理势在必行，电子化管理在为试验提供有力支持的同时，也对国家监管政策、研究机构的硬件设备、人员团队执行能力等提出更高的要求。临床试验机构应根据自身需求选择适宜的系统，并给予充分的人力、物力及财力支持；临床试验相关人员应转变观念，持续学习，以保障在临床试验电子化系统辅助下开展高质、高效的试验，进一步促进新形势下药物临床试验的规范性、科学性和伦理性。

第二节　研究者及其团队在质量管理体系中的作用

研究者作为实施临床试验并对临床试验质量及受试者权益和安全负责的试验现场负责人，在质量管理体系中有着重要责任。GCP 中要求研究者监管所有研究人员执行试验方案，并采取措施实施临床试验的质量管理。

研究者对临床试验的质量管理主要从方案设计、团队组建、文件记录和试验中的质控监管 4 个方面展开。

一、方案设计

高水平的试验设计是药物临床试验的基础。试验的科学完整性和数据的可信性主要取决于试验设计，在进行方案设计时需要重点考虑受试者的选择、对照药物的选择、剂量选择、样本量、评价的疗效指标和安全性指标等内容，以确保试验方案设计的科学性、伦理性、合规性、可行性。

新版 GCP 在第六章第五十七条至第七十二条规定了试验方案的基本信息，研究背景资料，试验目的，试验设计，受试者的选择、治疗、访视和随访，有效性及安全性评价，统计，质量控制与质量保证，伦理学，数据采集等内容。随着国家食品药品监督管理局对药物临床试验各类指南和指导原则的不断更新，临床试验方案的设计质量和规范有了很大程度的提高。但因为缺乏对每项条目内容具体的解释及限定，在实际开展临床试验的方案设计中仍然存在一些值得关注的问题。因此，一份科学合理的临床试验方案是试验成功的基石。研究者在进行临床试验方案设计时，不仅要考虑法规的要求，还需要重视临床试验的专业性和可操作性，尤其每个中药有其自身的组方特点和疗效特点，要围绕着中药的特点，从其临床优势出发，进行方案设计。

二、团队组建

《药物临床试验机构资格认定办法（试行）》颁布以来，截至 2019 年 5 月 28 日，我国药物临床试验资格认定机构 742 家。办法中规定机构应有清晰的组织架构及人员配备，但实际工作中，不同机构之间由于发展阶段、重视程度和资源投入的不同，在人员配备和职能设置上存在较大差异。老机构由于项目承担数量较多，没有将事务专职化，或者专职人员较少，在项目承接、资料接收等日常工作上耗费大多数时间和精力，项目质控环节就显得比较薄弱，尤其是过程控制；新成立的机构，存在专职人员配备不足、机构项目管理经验不足等问题，为临床试验的开展带来了隐患。

2019 年 11 月 29 日，国家药品监督管理局会同国家卫生健康委员会发布《药物临床试验机构管理规定》（2019 年第 101 号），药物临床试验机构从资格认证转变为备案制。截至 2022 年 9 月 20 日，药物临床试验机构备案管理信息平台登记备案机构共计 1250 家，随着新机构数量的快速增加，需要更加专业的专职人员加入以提升机构的管理水平。

（一）研究者

新版 GCP 第十六条和十七条对研究者和临床试验机构提出了相应的要求，包括具备医疗处理能力、熟悉并遵循试验方案、接受检查、建立完整的程序、有足够数量的受试者、设立相应的内部管理部门等。

1. 研究者的基本要求

研究者的基本要求包括：①在医院注册的临床医师、技师和护士。②遵循伦理原则和科学原则，在设计和执行临床试验中，始终把保护受试者权利放在首位。③熟知并遵守临床研究相关的法律法规和指导意见；遵照研究方案或计划的要求、机构标准操作规程、科研诚信原则和工作规程中有关受试者保护的部分，以及伦理委员会的决定进行临床操作及报告。明确知晓医院受试者保护体系监管范围，并在适当的时候寻求指导。④熟悉申办者提供的试验方案、研究者手册、试验用药品相关资料信息。⑤对临床试验方法、法规、指南有疑虑时，能得到有经验的研究者在学术上的指导。⑥能够识别和披露财务信息，根据国家法规、受试者保护体系制度、药物临床试验机构的相关政策要求，能够管理、缩小或消除利益冲突。⑦有实施临床试验的时间和精力，可在临床试验约定的期限内按照试验方案入组足够数量受试者。⑧具有使用临床试验所需医疗设施的权限，能够正确、安全地实施临床试验。⑨接受申办者（或申办者委托的第三方）的监查和稽查，以及药品监督管理部门的检查。⑩对于每项研究的其他研究人员、实习生等均可进行有效监管。

2. 研究者的任命

机构办公室负责审核研究者资格，明确研究者任命的有效期。已获得研究者任命资格者，在资格到期前，需向机构提交更新的履历表和培训记录表，方可继续保留研究者资格，如未达到继续保持研究者资格的条件，机构办公室有权中止其研究者资格。对于仍参与在研项目的研究者，限其10个工作日内提交记录；对于未参加临床研究的研究者则暂停其研究者资格，须重新培训考核，成绩合格并向机构补充提交培训记录后，方可重新获得研究者资格。

（二）其他人员

除研究者外，研究团队的质控人员还包括临床质控员和CRC等。

1. 质控员的要求及任命

质控员负责审核临床试验的质量，其工作包括但不限于对已签署知情同意书的质量、原始文件的填写质量、病例报告表的填写质量的检查，以及研究者对试验方案/SOP的依从性检查等。

质控员的基本要求包括：①有足够的时间与精力实施临床试验的质控。②接受过必要培训，熟悉临床试验全过程。③具备与研究者、机构办公室良好沟通的能力。

质控员完成必要的培训后，由机构办公室审核并任命。已获得任命的质控员，如当年未能达到保持资格的条件，机构办公室有权中止其资格。

2.CRC的要求及任命

CRC的主要职责是协助研究者完成试验相关的非医学事务，其工作包括但不限于受试者接待及随访预约、协助试验用药品管理、监查员接待、CRF填写等。

CRC的基本要求包括：①临床医学或护理学相关背景。②具备相应的能力，以及足够的时间与精力实施临床试验的质量检查。③接受过必要的培训，熟悉临床试验全过程。④具有良好的沟通能力。

CRC完成必要的培训后，由机构办公室审核并任命。主要研究者可以授权获得任命的试验协调员担任某一项临床试验的协调员。已获得任命的试验协调员，如当年未能达到保持资格的条件，机构办公室有权中止其资格。

三、文件记录

源文件是指临床试验中产生的原始记录、文件和数据，如医院病历、医学图像、实验室记录、备忘录、受试者日记，或者评估表、发药记录、仪器自动记录的数据、缩微胶片、照相底片、磁介质、X光片、受试者文件，以及药房、实验室和医技部门保存的临床试验相关的文件和记录，包括核证副本等。源文件包括了源数据，可以以纸质或者电子等形式存在。

（一）记录要求

新版GCP第七条指出，所有临床试验的纸质或电子资料应当被妥善地记录、处理和保存，能够准确地报告、解释和确认。应当保护受试者的隐私和其相关信息的保密性。第二十五条指出，试验的记录和报告应当符合以下要求：①研究者应当监督试验现场的数据采集、各研究人员履行其工作职责的情况。②研究者应当确保所有临床试验数据是从临床试验的源文件和试验记录中获得的，是准确、完整、可读和及时的。源数据应当具有可归因性、易读性、同时性、原始性、准确性、完整性、一致性和持久性。源数据的修改应当留痕，不能掩盖初始数据，并记录修改的理由。以患者为受试者的临床试验，相关的医疗记录应当载入门诊或者住院病历系统。临床试验机构的信息化系统具备建立临床试验电子病历条件时，研究者应当首选使用，相应的计算机化系统应当具有完善的权限管理和稽查轨迹，可以追溯至记录的创建者或者修改者，保障所采集的源数据可以溯源。③研究者应当按照申办者提供的指导说明填写和修改病例报告表，确保各类病例报告表及其他报告中的数据准确、完整、清晰和及时。病例报告表中数据应当与源文件一致，若存在不一致应当作出合理的解释。病例报告表中数据的修改，应当使初始记录清晰可辨，保留修改轨迹，必要时解释理由，修改者签名并注明日期。申办者应当有书面程序确保其对病例报告表的改动是必要的、被记录的，并得到研究者的同意。研究者应当保留修改和更正的相关记录。④研究者和临床试验机构应当按"临床试验必备文件"和药品监督管理部门的相关要求，妥善保存试验文档。⑤在临床试验的信息和受试者信息处理过程中应当注意避免信息的非法或者未授权的查阅、公开、散播、修改、损毁、丢失。临床试验数据的记录、处理和保存应当确保记录和受试者信息的保密性。⑥申办者应当与研究者和临床试验机构就必备文件保存时间、费用和到期后的处理在合同中予以明确。⑦根据监查员、稽查员、伦理委员会或者药品监督管理部门的要求，研究者和临床试验机构应当配合并提供所需的与试验有关的记录。

（二）规范做法

符合 GCP 要求的原始医疗文件记录的规范做法包括：①研究者应严格遵循研究方案纳入、排除入组受试者，按照规定的访视时间进行相关化验检查并记录，保证受试者的安全及试验数据的真实性和完整性。②对于化验单异常值应作出相应的临床判断并在原始文件中标明，若属不良事件应及时记录并进行追踪。③研究者应按照方案规定记录受试者合并用药情况，包括合并用药的药品名称、每日用药剂量、用药开始和停止的日期、合并用药的原因，以及非药物治疗的名称、适应证、非药物治疗开始和停止日期。④所有原始数据的修改应符合 GCP 规范，并有相应的证据支持，如无法获得证据支持应当说明修改的原因，并签署姓名和日期。⑤认真详细地对安全性信息进行记录，包括不良事件、严重不良事件、非预期严重不良反应等，并按照方案的要求在规定的时限向相关方进行报告。⑥保证所有原始数据的可溯源性，如门诊受试者需要专门制定符合试验方案要求的研究病历或者门诊病历，电子化信息系统应该能够与医院 HIS、LIS 系统对接。

四、试验中的质控监管

（一）研究者对研究团队的监管

研究者主要通过任命质控员实现对研究团队的质控管理。药物临床试验项目需要严格按照试验方案执行，负责质控的工作人员则需要对方案执行情况进行监督和管理，对违规行为及时指正，包括①确认原始数据的真实性和逻辑性：检查溯源全部数据，具体到药物临床试验项目的每一个步骤、环节，同时核查 CRF 中的数据与原始数据的一致性。②将实验室结果与正常值进行对照，如发现超出正常范围较大的数值，需提醒研究者进行安全性信息的判断，如有必要，则需要研究者进行纠正。③对试验过程进行随机核查，核对试验记录，便于从中发现问题。④对药物管理工作情况进行监督，明确试验用药品的保存条件，检查试验用药品的放置，如发现有试验用药品放置于不安全环境的情况，则需要立即要求研究者整改。检查试验用药品的有效期，严格控制其发放、回收和保存的过程，并核实记录，纠正该过程中不规范、不准确的操作等。为确保质控员做好药物临床试验质量控制的相关工作，应在临床试验开始前对质控员进行培训工作，包括药物临床试验质量管理规范的相关规定、基础知识及试验的关键性操作等，以及在试验过程中可能出现的影响因素与主要问题，以确保其明确知晓质量控制的关键要点。

（二）外部质控（监查、稽查）对研究者及研究团队的质控监管

外部质控是指来自机构之外的申办者、第三方或药品监管部门开展的质量管理工作，包括监查、稽查和检查。监查，指监督临床试验的进展，并保证临床试验是按照试验方案、标准操作规程和相关法律法规要求实施、记录和报告的行动。稽查，指对临床试验相关活动和文件进行系统的、独立的检查，以评估临床试验相关活动的实施、试验数据的记录，分析和报告临床试验是否符合试验方案、标准操作规程和相关法律法规的要求。检查，指药品监督管理部门对临床试验的有关文件、设施、记录等方面进行审核检查的行为。外部质控是药物临床试验质量控制和质量保证体系的重要组成部分。

监查和稽查多由申办方发起，或委托至第三方负责。监查主要由监查员实施，目的是保证临床试验中受试者的权益，以及试验记录与报告数据的准确性、完整性及与原始资料的一致性，确保试验遵循试验方案、GCP和现行法规进行。GCP第四十九条规定了监查的要求，第五十条规定了监查员的职责，第五十一条规定了监查报告的撰写要求。因此，申办方或第三方应委派符合GCP要求的监查员，按照监查的具体要求和监查的标准操作规程实施监查。同时研究者应配合监查员的工作，包括①资质文件确认：提供填写完整的试验相关资料，为监查提供便利。②梳理医院常规诊疗流程：在符合常规诊疗要求的基础上按照临床试验相关法规及方案要求

收集并记录数据。③协调试验相关人员配合监查：对监查中发现的问题及时给予修改和纠正，避免同类错误再次出现。

药物临床试验的申办者应当委托其质量保证部门或第三方对药物临床试验的机构项目进行稽查。GCP 中第五十二条规定了稽查的要求。机构和研究者需协调各类部门和人员积极配合稽查。在稽查过程中回答稽查员提出的问题；稽查结束后，机构管理人员和主要研究者应参加稽查总结会，与稽查员就发现的问题进行讨论和确认，分析问题的原因，并提出纠正与预防措施。

药物临床试验是在人体进行的药物系统研究，是药品注册上市的主要依据。药物临床试验的质量直接关系到人民群众的健康和生命安全。作为药物临床试验机构，必须加强临床试验各个环节的规范化管理，通过严格的过程监管，保证数据可靠，充分保护受试者权益，提高药物临床试验质量。

第三章　申办者在临床试验风险控制与质量管理中的作用

第一节　建立质量管理体系并基于风险进行质量管理

质量管理体系是企业内部建立的、为保证产品质量或质量目标所必需的、系统的质量活动。它根据企业特点选用若干体系要素加以组合，加强设计研制、生产、检验、销售、使用全过程的质量管理，并予以制度化、标准化，是企业内部质量工作的要求和活动程序。在现代企业管理中，质量管理体系最新版本的标准是 ISO9001：2008，是企业普遍采用的质量管理体系，ISO9000 族标准是国际标准化组织（ISO）于 1987 年颁布的全世界范围内通用的关于质量管理和质量保证方面的系列标准。质量体系首先需要构建组织架构，明确各方职责，其次建立产品和服务实现的有序过程，再次建立过程的相应标准（准则和方法），最后投入必要的资源，并执行必要的管理活动。这个体系的物理表征就是体系文档，包括质量手册、程序、规范、流程、记录及信息化手段等。

新版 GCP 强调，药物临床试验质量管理规范是药物临床试验全过程的质量标准，包括方案设计、组织实施、监查、稽查、记录、分析、总结和报告。严谨的质量管理体系为新药研发提供稳固的地基和坚实的框架。政策法规要求、ICH-GCP 的理念、方案要求、科学系统方法、持续改善、领导层承诺、企业质量文化等是质量管理体系的内涵。有了严谨的质量管理体系，就能确保药品临床试验的整体质量。

站在全球视角，国际非营利性组织（TransCelerate）搭建的临床试验 QMS 框架，为行业发展带来了非常好的思路。基于风险聚焦临床 QMS，可以更好地解决（在许多情况下可以预防）反复出现的质量问题。

在 TransCelerate 搭建的临床试验 QMS 框架内，通过四大基础（了解行业环境、管理层对质量的承诺、组织对质量的承诺、持续改进）、七大要素（流程，资源、角色和职责，合作伙伴关系，风险管理，问题管理，知识管理，支持质量成果的文件），以及支持持续改进的两大要素（评估质量管理体系、管理层审阅），构建出申办者的质量管理体系（图 3-1）。

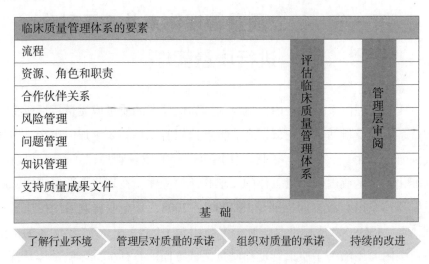

图 3-1　QMS 概念性框架的基础和要素图

一、构建治疗管理体系的条件

质量管理体系的构建应当具备严谨性、完善性和与内外环境的适配性。

（一）严谨性

严谨的质量管理体系是药物临床试验成败的关键，就像心脏之于人，地基之于大厦。建立有效严谨的临床质量管理体系对于保障临床试验受试者的安全，确保药品临床试验数据的真实性、可靠性和完整性有重要意义。

（二）完善性

完善的质量管理体系应体现在多方面，包括①质量管理体系的设计和建立，应结合组织的质量目标、行业类别、过程特点和实践经验。因此，不同的行业组织，其质量体系应当具备唯一性。②一个完善的体系应当系统全面地将各要素（组织架构、过程、流程、资源）有机结合。③质量管理体系不是静态不变的，是动态变化的，需要定期评审，不断改进完善。④构建质量管理体系不是构建一座看起来很美的空中楼阁，而是应当综合考虑企业的利益、成本和风险，通过质量管理体系持续有效地运行使其质量效益最佳化。

（三）与内外环境的适配性

以新型冠状病毒感染为例，近年来新型冠状病毒感染使传统临床试验管理模式面临新的挑战，传统的现场监查无法开展，因为监查员不能进行现场监查，很多沟通和非现场的监查工作是通过电子邮件、电话等方式来完成的，这些因应对新型冠状病毒感染而做出的变化不得不让企业重新思考如何更有效地进行中心监查管理。因此"远程监查""中心化监查"等名词越来越多地被提及，与之相配套的体系文件、技术平台也应运而生，而这些新的技术、新的理念、新的体系在过去十年，甚至过去五年中都很少被提及。因为外环境变化而催生了企业质量管理体系的变革，内环境也同样如此。因此，质量管理体系要具备与内外环境的适配性。

二、质量管理体系的风险管理

科学价值、伦理思考、商业利益、社会接纳等方面的综合考量，导致了临床试验的高度复杂性。临床试验无论是在设计阶段，还是执行层面都存在各种各样的风险，因此临床试验的风险管理就变得愈发重要。从申办者的角度看，主要从系统和临床试验两个层面识别影响到临床试验关键环节和关键数据的风险，一般包含以下几个步骤：①评估现有风险控制下发生差错的可能性，对受试者权益和安全及数据可靠性的影响，以及被监测到的程度。②识别可减少或者可被接受的风险，体现在试验方案的设计和实施、监查计划、各方职责明确的合同、标准操作规程，以及各类培训中。③预先设定质量风险的容忍度，考虑变量的医学和统计学特点及统计设计，以鉴别影响受试者安全和数据可靠性的系统问题。当超出质量风险的容忍度时，评估是否需要采取进一步的措施。④临床试验期间记录质量管理的各项活动和结果，并及时与相关方沟通，促使风险评估和质量持续改进。⑤结合临床试验期间的新知识和经验，定期评估风险控制措施，以确保现行质量管理的有效性和适用性。⑥在临床试验报告中说明所采用的质量管理方法，并概述严重偏离质量风险容忍度的事件和补救措施。

以质量管理体系中重要的质量控制活动——监查访视为例，如果企业决定采用基于风险的监查访视，那么就需要对研究中心进行定期的风险评级，并根据风险评级调整访视频率。同时，风险评估周期、指标、方法、参与人员等，均需要在监查计划中进行详细约定。

除临床运营外，因各公司的流程不同，风险监测和质量控制常会由不同部门承担，因此在监查计划中也需明确各部门的职责分工，以帮助监查员清晰完整地了解质量风险指标、监查重点、发现问题的处理预案及反馈流程。

第二节　稽查

一、临床试验稽查的作用与意义

以方案撰写为例，稽查（audit）即由独立于方案撰写流程的人对方案撰写的各个要素（如撰写人员的资质，撰写流程，质控人员的资质、质控流程等）进行检查，并判定各要素的合规程度，即符合法律法规和标准操作规程的程度。因此，稽查的本质是系统的、独立的检查（examination）。系统（systematic）是指系统的各要素（如流程和执行人等）都为稽查所覆盖；独立（independent）是指稽查人员独立于被稽查的部门或单位。其目的是判定（determine）临床试验执行的合规程度。

首先，稽查是一种重要的判定程序，在实际执行中，也是收集和鉴别证据的过程。实施稽查的时候，稽查人员根据标准程序，采取了解过程、询问访谈、核对记录和实地检查等手段收集有关证据。当有关证据积累了一定的数量，达到了一定质量要求以后，稽查人员就可以据此对临床试验的程序和质量作出评价。

其次，通过稽查能够督促受查对象遵守法律法规、企业规章制度、标准操作规程、项目专有要求，打造人人有责任、事事有程序、时时有控制、环环有考核、奖惩有规定、不良有纠正的氛围。

最后，稽查作为质量保证的重要一环，能够帮助发现项目管理及运行中的漏洞和薄弱环节，协助建立、修订质量要求。

广义上可以把稽查分为常规稽查和有因稽查。

常规稽查是预先设定好的有计划的活动，例如项目启动阶段在质量管理计划中对开展稽查的时间节点、稽查类型进行合理计划。针对不同的节点，一般认为在项目较早期，尤其在已形成完整的数据链后进行稽查意义重大，如此一来可以尽早识别问题，二来尚有充足的时间可以采取相应的纠正措施以预防相同的问题再发生。项目早期进行的稽查，稽查范围通常涵盖整个体系，包括流程、设备设施、人员、记录等。

有因稽查的稽查范围取决于"因"，属于带着目的去收集证据，验证结果，但药品监督管理部门核查检查前的稽查不属于我们讨论的范畴，属于特殊的"因"。

二、临床试验稽查的规范依据

稽查过程中的规范依据来源于一系列的法律法规、规范要求、企业标准操作规程、工作指南、试验文件等，即稽查过程中用于评价依从性的文件。通俗来讲，你需要知道标准是什么，要求是什么，才能评估实际执行的依从性和符合性。

例如，在法规层面，你需要知道稽查开展地区及产品拟上市地区的法律法规要求。如对在中国境内开展的临床研究进行中心稽查，并且试验用药品拟在中国上市，那么现阶段，你至少应该熟悉中国开展临床试验的法律法规及规范，如药品管理法、药品注册管理办法、中国 GCP 及药品注册核查要点与判定原则等。

稽查员识别和提出的每一条稽查发现应该都有相应的法律法规和规范做支撑。关于详细的法规要求，将会在本节第四部分"临床试验稽查的流程概述"中做进一步介绍。除法规层面外，规范依据还包括企业 SOP、工作指南、试验文件（试验方案，操作指南）等。

三、稽查部门的角色和职责

为了确保稽查活动的系统性和独立性，设立独立于业务操作部分之外的稽查部门是非常有益的，稽查部门有以下的特征和职责。

（一）独立性

稽查主体应该独立于被稽查部门之外，它需要对临床试验进行独立和客观地评估。其独立性体现在组织架构上，即稽查部门一定是独立于运营部门（如项目部、监查部、医学部等）之外的部门。

（二）制定稽查计划

稽查部门的职责之一是制定稽查计划。稽查计划可以分为公司层面的稽查计划/排期和针对具体临床试验项目的稽查计划。公司层面的稽查计划/排期，目的在于通知公司全体员工计划的稽查活动和预计的时间，稽查类型通常为针对公司整体或某个部门的系统稽查；针对某个特定流程的稽查；针对供应商的体系稽查；也包括一些特殊专业领域的稽查，如针对计算机化系统验证的稽查。针对项目的稽查计划通常包括项目执行的研究中心稽查、试验主文件稽查、具体某个项目管理的稽查等。

一份完整的稽查计划至少要包含以下内容：①稽查目的（如对试验的合格性和所获得数据的可靠性进行系统性确认，以便发现潜在的系统/流程问题）。②稽查范围（取决于稽查类型、稽查原因、项目阶段、运营部门的要求等，和稽查目的直接相关）。③稽查对象（如研究中心、CRO、计算机化系统等）。④稽查时间和地点。⑤稽查员信息。⑥稽查参考文件。⑦稽查报告及整改报告的流程和时限等。

当然，稽查计划不是一成不变的文件，它应该根据项目的实际进度、质量风险评估、稽查的成本预算作出调整，调整应该事先获得批准。

（三）合格的稽查员

合格的稽查员既需要具备硬技能也需要拥有软技能，例如充足的知识储备和持续学习能力。稽查的主要目的之一是确保依从性，因此稽查员应该熟练掌握相关的法律法规、SOP 及试验的特定要求。近几年来，中国药物临床试验法律法规不断出台，能够快速精准地领会法规精神并在实践中灵活应用，是一个优秀稽查员必备的能力之一。

稽查是一门收集证据、呈现证据的学问。收集方法包括但不限于查阅、访谈、挖掘，最终以稽查报告的形式呈现稽查证据和稽查发现，因此良好的沟通、理解推演、归纳概括及思辨能力也是一个合格的稽查员不可或缺的。

（四）稽查文件存档

通常，稽查文件包括稽查计划、稽查通知函、稽查报告、稽查证书、稽查证据、整改计划、稽查结束函等。

特别说明，ICH-GCP 指出，为保持稽查部门的独立性和独特价值，法规监管部门通常不要求提交稽查报告。只有在某些特殊情况下才做此要求，比如有证据提示可能存在严重的 GCP 不合规，或在法律诉讼期间。因此，需要提醒被稽查方，稽查报告需要和必备文件分开存放，可以提供稽查证明来证明申办者已经开展了稽查活动。

四、临床试验稽查的流程概述

（一）稽查准备阶段

充分的准备是成功的一半。因此稽查准备的充分与否直接决定了稽查的质量和效率的高低。不同目的和类型的稽查决定了稽查的范围。因此，首先应确定稽查目的和稽查类型，从而确认稽查范围并着手准备稽查计划，与被稽查方沟通稽查日程安排。根据项目的特点、稽查排期、被稽查方地理位置等因素选择合适的稽查员。稽查员应该尽可能地了解被稽查方及稽查项目的基本信息。信息获取途径之一是要求被稽查方提供文件。

中药新药临床试验风险控制与质量管理

以常规临床研究中心稽查为例，在准备阶段，可以通过相关文件获取所需的信息（表3-1）。

表3-1 所需文件汇总表

想要获取的信息	所需文件
研究中心的合规性	研究中心备案证明
研究设计	研究方案、操作手册
受试者保护	知情同意书、招募广告、其他给予受试者的文件、伦理委员会批件
项目的入组速度和进展	合同（入组数量）、启动时间、筛选和入组的进度表
项目的监查情况	监查计划、监查确认函、随访函、监查访视报告
研究中心适用的文件及版本	伦理委员会的批准文件
研究中心的人员职责分工	分工授权表
受试者的安全性	不良事件和合并用药列表等
研究药物概况	中央随机化药物供应管理系统（IWRS/IVRS/RTSM）中的库存变化情况及药物分发情况
研究中心的原始记录的类型	原始数据确认表
其他目的	其他文件

除通过文件了解基本信息外，稽查员和临床监查员（clinical research associate，CRA）、临床研究协调员（CRC）的沟通也是了解研究中心情况的有效途径之一。

如果稽查方既往对该中心进行过稽查，除根据稽查范围获取更新的文件资料外，还可以通过查看过往的稽查熟悉研究中心的历史状况及现有整改的情况。一位合格的稽查员应该在开展稽查前已经对项目的大概流程有所熟悉。如果是有因稽查，则更应该在稽查前对计划查看的内容和访谈的人物有所计划。确认了稽查范围，了解被稽查方的情况后，稽查员着手准备稽查文件，例如申办者和/或稽查员委托函、研究中心稽查通知函、稽查日程等，其目的是为了让被稽查方明确稽查人员、稽查时间、稽查范围（如计划查看的设备设施、记录等）及详细的稽查日程安排（如稽查启动会和总结会计划时间、每个环节需要的参与者等），以便能更好地完成稽查工作。

（二）稽查实施阶段

稽查通常以召开稽查启动会为开始，告知被稽查方稽查的范围、目的、日程及需要被稽查方配合的地方，并就项目执行情况向被稽查方进行访谈，获得补充的信息。实施稽查时，通过查看记录、现场环境、访谈等多种方式收集稽查发现，并验证是否符合适用的法规、SOP、操作手册等文件的要求。在稽查结束前召开稽查总结会，稽查员将稽查发现与被稽查方进行确认与讨论，确认被稽查方对稽查发现没有异议。

（三）稽查报告阶段

稽查员撰写稽查报告，根据稽查发现进行问题分类和严重程度分级，完成审核后，出具定稿的稽查报告。稽查报告的定稿时限要符合各公司SOP要求，例如在稽查结束后的15个工作日内定稿发布。稽查发现的问题分类因不同稽查类型而有所不同，实际的问题分类以稽查部门的SOP为准。

以临床试验研究中心稽查为例，常见的问题分类见表3-2。

表 3-2　稽查问题分类表

知情同意/受试者权益	伦理审阅和批准
原始数据/原始文件	研究药品管理（运输/清点/储存等）
原始数据一致性核对	研究器械管理（运输/清点/储存等）
资质/人员/培训	研究者文件夹/试验必须文件/文件归档
物资/设备/仪器	严重不良事件（SAE）报告，其他安全信息
方案/GCP违背/偏离	样本管理
主要研究者监管	临床监查

问题的严重程度分级通常为三分法，重大（critical）、主要（major）、轻微（minor）；也有四分法，重大（critical）、主要（major）、轻微（minor）、建议（comment）。

以临床试验研究中心稽查为例，通常的认定标准见表3-3。

表3-3 稽查问题标准表

重大（critical）	当稽查问题被认为对受试者权益、安全或健康，和/或临床试验或试验数据的质量和真实可靠性造成不利的影响； 即使每个稽查问题都不是"重大"问题，多个"主要"稽查问题的集合可能被归类为一个"重大"的系统性稽查问题
主要（major）	当没有被适当的管理，稽查问题对受试者权益、安全或健康，和/或临床试验或试验数据的质量和真实可靠性有可能造成不利的影响； 即使每个稽查问题都不是"主要"问题，多个"轻微"稽查问题的集合可能被归类为一个"主要"的系统性问题
轻微（minor）	存在对质量管理体系和/或GCP原则的偏离，但该情况、操作或过程的偏离对受试者权益、安全或健康和/或临床试验或试验数据的质量和真实可靠性均没有不利的影响
建议（comment）	本次稽查发现未归类于轻微、主要或重大的分级范畴，仅作为建议提出以提高质量，推荐最佳实践

为了确保不同稽查员在撰写稽查报告及对问题严重程度进行分级时能够具有统一标准，可采取以下几点措施。①管理层审评：稽查报告的撰写、审核，批准定稿应按照SOP、稽查计划要求执行，通常来说，先进行同级别审核，必要时管理层也可介入并参与审核。②稽查员培训：每位稽查员应该熟悉稽查分类和分级原理，可以给稽查员提供每个分类和分级下的典型稽查发现案例，以供他们在对实际稽查问题进行分类和分级时候进行参考。稽查团队成员日常的交流分享也有益于成员对稽查分类和分级的理解达成一致。③构建稽查问题数据库：稽查部门可以将稽查问题分类整理，并且形成稽查部门的数据库在部门内进行分享，也可以作为稽查问题分类分级参考，或用作培训稽查员的材料。

（四）回复整改阶段

稽查员提供整改报告模板，由被稽查方制定整改计划，并按计划完成整改工作。针对重大问题，稽查员应按照公司SOP要求的时限及时上报给相关负责人及被稽查方。一般而言，针对重大（critical）或者主要（major）稽查发现，应启动纠正与预防措施（corrective and preventive action，CAPA），包括对根本原因进行分析（root cause analysis，RCA）。

（五）临床试验稽查主要类型

1.临床试验中心现场稽查

（1）目的定义：研究中心现场稽查是发生于研究中心的稽查，通过评估研究中心研究人员的试验操作，判定其操作是否符合临床试验质量管理规范、适用的法律法规、临床试验方案和试验特定的指南，以确认受试者的权益、安全和健康，以及数据的可靠性得到保障。

（2）参考依据：除 GCP、公司 SOP、项目组特定要求、合同义务外，可参照其他法规获取理论支持。以药物临床试验研究中心现场稽查为例，常用的参考文件还包括《国家食品药品监督管理总局关于药物临床试验信息平台的公告（第 28 号）》《国家药监局 国家卫生健康委关于发布药物临床试验机构管理规定的公告》《中华人民共和国人类遗传资源管理条例》《药物临床试验伦理审查工作指导原则》《涉及人的生物医学研究伦理审查办法》《药品记录与数据管理要求（试行）》《药品不良反应报告和监测管理办法》《药品注册研制现场核查要点与判定原则》。

（3）流程要求：流程要求包括研究中心的选择、病例抽样选择、现场稽查活动内容，具体要求如下。

1）研究中心的选择：①既往与研究中心合作／稽查／核查情况。②筛选入组数量过多／入组速率过高或者过低。③相对于其他研究中心，安全性事件过多或者过少。④既往的监查情况（包括交接情况）。⑤数据录入情况／数据质疑数量。⑥运营团队的要求。

2）病例抽样选择：根据稽查目的和时间抽取病例进行稽查，选择时应考虑不同性别的受试者、不同研究者负责的受试者、发生严重不良事件（SAE）的受试者或者其他风险模型提示可能存在较高风险的受试者。

3）现场稽查活动内容：①告知稽查的目的、范围，并获得试验的初步信息。②参观试验场地、初步了解受试者随访的场地安排（包含中心药房、样本处理和储存室、试验相关的设备设施）。③审查必要文件。④确认受试者相关记录的种类、形式、存放地点。⑤查阅相关记录，确认记录的准确性、完整性和一致性，确认记录能够涵盖关键流程和关键数据，以及记录符合数据完整性标准。⑥关键角色的访谈（进一步了解试验操作流程及验证稽查发现）。⑦与试验中心相关人员讨论稽查所见，确保被稽查方对稽查发现无异议。

2.临床试验主文件稽查

（1）目的定义：药物临床试验必备文件是指评估药物临床试验实施和数据质量的文件，用于证明研究者、申办者和监查员在临床试验过程中遵守了《药物临床试验质量管理规范》和相关药物临床试验的法律法规要求。药物临床试验必备文件作为确认临床试验实施的真实性和所收集数据完整性的依据，是申办者稽查、药品监督管理部门检查临床试验的重要内容，应当符合《药物临床试验质量管理规范》必备文件的管理要求。

（2）参考依据：除常规 GCP、SOP、工作计划外，还可以参考档案室的保存管理规范等；如果文件的保存形式是电子形式，还应参考电子文件的保存要求。

（3）流程要求：稽查的开展方式和流程取决于试验主文件的文件类型，包括电子文件和纸质文件。如是纸质文件，一般需要提前 2 至 4 周通知被稽查方，方便被稽查方整理和归档文件；如是电子文件，需要被稽查方协助准备供稽查员使用的电脑和稽查员访问电子文件的账号。稽查中，需关注以下方面。①审核相关的试验主文件（the trial master file，TMF）计划书和 / 或其他试验相关的文件存档指南，评估文件是否按照标准操作规程管理和 / 或归档。②评估文件的完整性，保证项目层面和所有研究中心的相关文件都完整保存。③评估文件的一致性，特别关注事件发生的先后顺序。④审核文件，确保文件符合 ICH 规范、法规要求、方案和合同要求。⑤如果是电子文件，则存放文件的系统（如 electronic trial master file，eTMF）需要满足电子化临床试验系统的要求，具体要求参照后文"临床计算机系统验证及管理合规性稽查"。另外，如果稽查范围涉及试验主文件的保存归档，还应关注纸质文件的保存是否符合档案保存的要求，保证档案的完整与安全，使其便于调用。

3.试验文件合规性稽查（试验方案，知情同意书）

（1）目的定义：对临床试验方案及重要试验文件进行合规性评估，以确保临床试验方案等重要文件的合规性、一致性和可行性。重要试验文件除临床试验方案外，一般还包括知情同意书、受试者告知书、病例报告表等。

（2）参考依据：GCP、赫尔辛基宣言、SOP，以及临床试验指南类文件，如《抗肿瘤药物临床试验技术指导原则》《药品记录与数据管理要求（试行）》，FDA 于 2018 年 9 月发布的《主方案——加速肿瘤药物和生物制品开发的高效临床试验设计策略》行业指南等。

（3）流程要求：①审核试验文件（如试验方案、知情同意书等）是否满足法规的基本要求。②如果被稽查方已经建立试验文件起草、审核、质控、定稿、签字的 SOP，制定了方案模板、质控工具等，则需要审查实际操作是否和 SOP 规定的流程一致。③ CRF 的设计必须保证能够收集试验方案规定的并满足统计分析需求的所有数据。不论是何种数据记录方式，均需对相应 CRF 填写指南的建立和管理有所阐述。④审查文件版本生效的管理要求，审查版本更改和审批的相关记录，核实是否存在无效版本或者版本混乱的情况。

4. 临床试验第三方服务供应商稽查

（1）目的定义：合同研究组织（CRO）/ 服务供应商是由申办者委托，履行单一或者多项试验相关职责和职能的个人或组织（商业组织、学术机构或其他）。供应商所提供的服务以双方工作说明（需及时更新）为准，明确双方的责任和义务，满足工作说明中的质量标准和要求，并且确保按照相关的标准和要求建立和维护质量体系，保证服务质量合格。针对被委托的任务，供应商通常会进行质量保证（QA）及质量控制（QC），申办者也需要确保合同的履行，包括确保 QA/QC 的工作，以及所有临床试验相关数据的可靠性及试验数据处理的恰当性。

（2）参考依据：法律法规、GCP、SOP 及申办者与供应商订立的委托协议和工作说明等。

（3）流程要求：供应商稽查的类型包括合同签署前系统稽查（遴选调查或资质评估）、在外包任务执行过程中 / 后的项目稽查（项目依从性和评估稽查）及周期性的系统稽查（持续的供应商稽查），具体内容如下：

1）供应商系统、设施及设备：①组织架构及职责。②培训管理。③质量管理体系，如 SOP 管理、质量控制、质量保证等。④设施查看，如工作地点、药物储存和保管、文档管理、服务器机房等。⑤各业务部门工作流程及经验。⑥计算机化系统验证。⑦供应商管理。⑧业务持续计划和灾难恢复计划。⑨管理层监管及对质量的承诺。

2）供应商项目任务：申办者应评估外包项目的实施是否依据 GCP、适用法规、共同确定的适用 SOP 及合同条款进行，包括①项目管理，如计划、组织架构、会议、沟通。②监查管理，如人员培训及操作流程。③数据管理及统计分析，如人员培训及电子数据采集和处理系统。④稽查，如稽查流程及稽查效能。⑤临床实验室检测。⑥药物警戒（pharmacovigilance，PV）。⑦试验用药品生产、储存/控制及发放。⑧医学写作，如临床试验报告、方案及研究者手册等。⑨法规注册。为了高效实施稽查，申办者应依据合同中约定的职责、既往稽查确认的风险、临床试验本身所特有的风险，以及基于既往经验预测的重大风险确定稽查的领域（范围）。

5. 临床计算机系统验证及管理合规性稽查

（1）定义目的：①计算机化系统验证（computerized system validation）：是建立一套文件化的证据以提供一个高水准的保证体系，证明该系统满足设计的各种要求，确保该系统生产出的产品始终达到预定的标准和质量要求。具体来说，计算机化系统验证是以记录的文件为证据，证明系统的开发、实施、操作及维护等都处于监控的质量管理规程中，且贯穿系统开发到系统退役的整个软件生命周期（software life cycle，SLC）。通过计算机化系统的验证，可确保系统在整个生命周期中的质量保证得以建立，并始终处于可控状态。②临床试验计算机化系统（computerized system）：是在临床试验项目中使用的由计算机硬件、软件、运行环境及操作人员和操作管理程序等组成的体系，其中包括临床试验的项目管理，以及临床试验数据的采集、整理、分析和报告等。临床试验中的计算机系统的验证是 GCP 的要求，且满足相关产品预设的质量、安全及可溯源性的要求。③申办者：业务过程的所有者，是系统验证的最终责任人，必须确保系统的开发者已经建立详细的验证程序，并提供适当的培训及足够的文件，确保系统处于已经验证的状态。

（2）流程要求：验证工作必须遵守 SOP，确保系统的开发、测试、实施、操作、维护及下线等活动满足监管部门的要求。审查 SOP 是否合规及完善，应重点涉及以下内容，包括①验证文档的管理与要求。②软件的开发与测试。③系统的安装与调试。④用户验收测试（UAT）。⑤培训。⑥系统的安全性设置。⑦系统的使用与维护。⑧用户支持。⑨系统缺陷（BUG）的管理与追踪。⑩系统的备份与恢复。⑪业务持续计划。⑫系统变更管理。⑬定期审查。⑭系统下线。⑮存档与恢复（retrieval）。此外，还需审查系统的验证方案是否满足SOP需求，验证过程是否按照验证方案执行，验证结果是否能够支持系统上线等。

6. 临床试验全过程质量保证

新版GCP第九条规定："临床试验的质量管理体系应当覆盖临床试验的全过程，重点是受试者保护、试验结果可靠，以及遵守相关法律法规。"同时，在第三十条规定："申办者应当建立临床试验的质量管理体系。申办者的临床试验的质量管理体系应当涵盖临床试验的全过程，包括临床试验的设计、实施、记录、评估、结果报告和文件归档。质量管理包括有效的试验方案设计、收集数据的方法及流程、对于临床试验中做出决策所必须的信息采集。"临床试验全过程质量保证的核心思路，是从临床试验整体层面出发，从质量管理体系的构建、运行、检查、改进各方面进行管理和维护。

在整个过程中，重要的有3点内容，包括①质量源于设计，将临床试验中的稽查活动前置于试验的设计阶段。②将质量管理的重心从临床试验后期移至前期，以识别及预判质量风险。③加强临床试验过程管理，持续追踪临床试验过程中的问题，并在关键节点确认质量。

总而言之，只有从整体出发，从体系出发，识别出临床试验各个过程、环节的风险点，制定适宜高效的标准操作规程并切实加以执行，对各关键环节进行严格的质量控制，同时对质量管理体系的依从性和符合性开展稽查活动，才能使药物临床试验的过程规范化，数据和结果科学、真实、可靠，受试者的权益和安全得到充分的保障。

第三节　委托合同研究组织和其他合作方

药品研发是一个涉及众多专业领域的技术密集型行业，新药研发企业在药物研究的过程中采购合同研究组织（CRO）服务是行业通常的做法。如何选择 CRO、如何确保所选的 CRO 数据合规是新药研发企业的重要考量，更是药品研发项目的命脉。

近日，某生物公司成为首家采用"第五套"标准并登陆科创板的生物制药企业。据招股书披露，该公司与多家 CRO 保持长期服务采购关系。我们注意到交易所在审核问询中重点关注了该生物公司如何选择合作的 CRO、如何评估 CRO 提供的服务。在回复上述问题时，该公司主要阐述以下两点。①公司已建立《业务外包管理办法》，在业务外包的审批流程、合同管理、过程管理、质量监控与跟踪、验收依据、预算管理和财务监督、绩效考核等方面均建立了相应的管理制度。②项目执行过程中，项目组指派专人对项目进度和质量进行监测与跟踪，受托方交付服务成果时，项目组进行相应的验收。

工欲善其事，必先利其器。选择一家优质、可靠的 CRO 是药品研发项目的重要开端。在确定合作的 CRO 并签署服务合同前，药品研发企业不妨花费一定时间和精力对 CRO 进行尽职调查。结合多家新药研发企业的实际需求，建议在对 CRO 进行尽调过程中着重关注 CRO 项目管理相关的 SOP 及其执行情况。

由于近年来 CRO 人员流动较大，CRO 公司内部的 SOP 能弥补一些人员流动导致的问题。除需要全面评估 CRO 是否已构建完善的 SOP 之外，更需考虑 SOP 是否得到有效执行、CRO 是否定期组织员工培训及考核 SOP。

过去几年，无论是美国食品药品监督管理局，欧洲药品管理局，还是中国国家药品监督管理局，对新药研发企业数据合规的监管从未放松。国家药品监督管理局曾于 2015 年 11 月对 8 家企业的药品注册发布不予批准的公告，公告中指出了该等生物制药企业、合同研究机构原始记录缺失、分析测试系统无稽查轨迹、隐瞒弃用原始数据等问题，并据此决定对合同研究机构进行延伸调查。

鉴于以上情况，为确保所选 CRO 执行的临床试验数据合规，建议药品研发企业在与 CRO（乙方）签订服务合同时，考虑加入如下条款：①乙方已经就本协议服务项目建立完整的 SOP，SOP 清单需要列出，SOP 均能满足法律法规的要求且承诺在服务过程中严格执行 SOP。②乙方项目执行关键人员已在本协议有效期内始终保持经过培训、经验合格，并具备管理和监督研究的适当专业知识。在本协议有效期内，关键人员均未参与任何其他申办者就可能直接或间接与研究药物竞争的药物开展的临床研究。③乙方保证在本协议服务项目中向甲方提供的数据具有真实性、完整性及可溯及性，并承诺承担因数据合规问题而给甲方造成的损失。④乙方应严格遵守《药物临床试验质量管理规范》《临床试验数据管理工作技术指南》等适用法律法规的要求。⑤其他，如里程碑条款、奖惩机制条款、保密条款、个人信息保护条款、合理明确的 KPI 条款。

随着数字化时代的到来，电子化系统在临床研究中应用广泛，例如电子数据采集（electronic data capture，EDC）已成为临床试验数据采集的基础配置，行业对远程临床试验也有了更多期待。电子化系统供应商作为 CRO 大家族中的一员，在未来的临床研发行业中发挥着越来越重要的作用，申办者对信息化系统的安全性和风险管理也越来越重视。

在新版 GCP 中将计算机化系统验证定义为："建立和记录计算机化系统从设计到停止使用，或者转换至其他系统的全生命周期均能够符合特定要求的过程。验证方案应当基于考虑系统的预计用途、系统对受试者保护和临床试验结果可靠性的潜在影响等因素的风险评估而制定。"

新版 GCP 第三十六条强调，申办者使用的电子数据管理系统，应当通过可靠的系统验证，符合预先设置的技术性能，以保证试验数据的完整、准确、可靠，并保证在整个试验过程中系统始终处于验证有效的状态。电子数据管理系统应当具有完整的使用标准操作规程，覆盖电子数据管理的设置、安装和使用。保证电子数据管理系统的安全性，未经授权的人员不能访问，保存被授权修改数据人员的名单。

综上所述，新版 GCP 积极提倡和鼓励数字化理念和信息化建设，不仅从政策上给从业者指明了方向，而且在数字化体系建设的具体细节上也给申办方、临床研究机构及参与试验的各利益相关方做了明确细致的规定。

因此，想要有效地管理临床试验的风险，需要做的事情还很多，重心需从风险管理向风险防范转变，虽道阻且长，但未来可期。

第四章 研究第三方在临床试验风险控制与质量管理中的作用

第一节 CRO 公司在临床试验风险控制与质量管理中的作用

一、CRO 公司临床试验质量管理体系

（一）质量管理体系的建设基础

新版 GCP 和《ICH-GCP E6（R2）》均强调，申办者应当建立临床试验质量管理体系（clinical quality management system，cQMS）。临床试验的质量管理体系应当覆盖临床试验的全过程，包括临床试验的设计、实施、记录、评估、结果报告和文件归档。CRO 公司受托于申办者，承担部分或全部的临床研究工作，其临床试验质量管理体系的建设应与申办者委托的内容相匹配，同时可以灵活地对接不同申办者建立的临床试验质量管理体系。

尽管药品制造商在药品研发、生产、经营等环节多遵循 GMP、GLP、GSP 或质量的国际标准（如 ISO），但没有适合临床试验特殊情况的体系。采取灵活的方法来设计和实施临床的质量管理体系是关键，通过基于风险的，聚焦临床的质量管理体系，可以更好地解决（在许多情况下可以预防）反复出现的质量问题。

（二）CRO 质量管理体系在临床试验管理中的运用

CRO 提供的是研发外包服务，具备专业性和服务性。为满足申办者的

需求，CRO 所构建的管理体系需要严格把控质量与风险，成本与效益，并且需与公司组织架构及绩效评价体系相匹配。亦可以参考 TransCelerate 提出的 cQMS。

二、CRO 质量部门的职能与质量管理策略

（一）质量部门的职责

CRO 质量部门的职责主要体现在两个方面，一是建立及完善的公司质量管理体系，提升公司员工的知识与技能，保证质量管理体系的有效执行，为公司的运营、管理提供战略性保障。二是在临床试验实施过程中，开展质量保证和 / 或质量控制，满足客户需求，实现公司的经营目标。

（二）质量管理策略

1.CRO 公司质量体系建设方面的要点

（1）将 4 个基础（了解行业环境、管理层对质量的承诺、组织对质量的承诺、持续改进）打牢：管理层是质量文化的驱动者，要为所有人营造对质量负责的环境。

（2）专注合规性与可执行性：建立全面的临床研究服务标准操作规程（SOP）并对其贯彻执行、严格监督，在动态的临床环境下保证合规性和可执行性。

（3）聚焦关键问题：从整体的临床开发角度看待质量管理，从设计、实施、评估、结果报告等过程中整合来自中心级和项目级的质量问题。

（4）持续改进：快速识别与处理严重 / 主要问题，进行根由分析，给予 CAPA 建议。

（5）协助、督促建立人才培养机制：使用合适的人才是合格项目的必要条件。

2.临床试验质量管理过程的管理重点

（1）将 7 个要素（流程，资源，角色和职责，合作伙伴关系，风险管理，问题管理，知识管理，支持质量成果的文件）落实到临床试验项目的实施中：将这些要素相互结合（例如，知识管理和问题管理为风险管理提

供背景信息，风险管理反过来有助于确定潜在问题），以达到采取行动的标准。

（2）质量源于设计：识别可能影响患者安全和试验结果可靠性的关键质量因素（关键流程和关键数据）。

（3）梳理核心流程：突出流程下的各方责任主体和具体职责，清晰直观地让客户感受到端对端的可视化绩效管理。

（4）质量过程控制：聚焦关键质量因素，明确质量目标和质量路径，分角色、分层次保证质量输出，将质量文化渗透到项目管理中。

三、临床试验的风险管理

（一）临床试验的风险管理框架

基于质量源于设计的风险管理框架，符合公司自身的建设发展，才是满足申办者监管要求的风险管理流程 / 体系。质量源于设计始于方案概念的起草，通过组织各方（如申办者、医学专家、统计专家、运营团队等）头脑风暴的方式，识别质量核心要素。质量核心要素需要具体化、指标化，通常以质量风险的容忍度和关键风险指标为代表，在实施过程中需要关注项目层面和中心层面的依从性（图 4-1）。

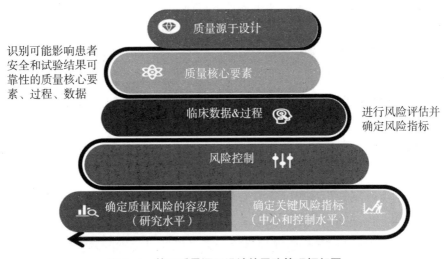

图 4-1　基于质量源于设计的风险管理框架图

1. 风险来源

《ICH-GCP E6（R2）》认为申办者应专注于确保受试者保护和试验结果可靠性的试验活动。未按预期进行的可能会危及受试者保护或试验结果可靠性的数据和流程称为关键数据和关键流程。为了使风险管理活动得以有效执行，组织可以开发一个风险库框架，将风险按来源进行分类管理。可以从方案设计、操作可行性、患者安全、研究执行、研究报告与合作方参与这 6 大方面来识别具体风险。这些数据或流程在系统和试验级别中进行识别，以满足《ICH-GCP E6（R2）》的要求。

2. 临床试验风险的识别、评估、控制和监测

风险评估要尽早实施，实施时间应在试验提交申请给伦理委员会审核和申办者与研究机构签署临床研究协议前。制定临床试验开发计划和试验计划时，就应开始考虑适应证、研究群体、注册的目标国家／地区伴随的试验风险，并起草风险评估和缓解管理计划，具体如下。

（1）了解背景：根据产品特点、研究开发设计、国内外研究现状、监管要求、申办者的需求等收集内外部信息，以识别可能产生风险的因素。例如，治疗罕见疾病领域的研究，其患者的分布格局可能为临床试验时限的可控性带来风险。

（2）风险评估：风险评估包括 3 个步骤，分别是风险识别、风险分析和风险评估。风险评估重点应聚焦在关键流程和关键数据上。例如，研究产品的存储条件无法得到满足，将存在影响药品质量的风险，进而考虑到对受试者安全性的潜在影响，因此研究产品的正确存储可被确定为关键流程。

（3）识别风险后：识别风险后，通过考虑风险后果的影响程度、发生的可能性和可检测性来制定有效的缓解措施。引用上述举例，通过几个细节方面（如运输期间、仓储环境、中心条件等）判定影响程度、发生概率及可检测性，进而确定风险系数。

（4）缓解风险：缓解风险需确定可以解决该风险的措施。组织应考虑多种选择，包括规避风险，改变其可能性和／或后果；转移风险（例如通过保险）；或通过知情决定接受风险。要考虑针对关键问题，拟议的行动是否会将风险降低到可接受的水平。如果是运输期间无法满足条件，可以

通过冷却装置等降低发生的可能性；如果是仓储环境，可从供应商的选择上规避此风险；如果是中心条件，可以通过建立中心药品存储标准规程、日常监管、温度实时追踪等措施降低风险发生的可能性。

（5）风险监控与审查：组织应定期评估应对风险所采取的措施是否达到了预期的结果。如果通过冷却装置使运输期间保持低温，或通过对中心的加强管理使中心满足条件，那么证明上述行动是有效的，无须采取进一步行动，并且可以将行动记录在风险库中转换为知识管理。此外，组织应定期评估内部或外部环境的变化（如新法规）或来自知识和问题管理活动的信息积累（如趋势分析）是否会产生新的风险或导致现有的风险管理策略需要修改。

（6）沟通和报告：对识别出的风险，应记录其产生的原因、影响、可能性、可检测性和控制措施，需要与各利益相关方就该风险进行沟通，获得统一的意见，并为风险管理流程提供证据。在风险管理流程的所有阶段都应与利益相关方（包括监管部门）进行适当的沟通和咨询。

（二）基于风险的临床试验质量管理

1. 制定安全监查计划

制定安全监查计划时考虑的要点包括：①药物／医疗器械的性质。②潜在的已知或预期毒性／不良后果。③对身体系统的影响。

应考虑的其他问题包括：①开发阶段／分期、研究群体。②健康志愿者或患者。③已知／预期的安全性问题用常规临床医疗手段是否可处理。④未知的安全性问题，基于临床前数据或药物类别知识识别的预期的风险，如药物其他作用有哪些，使用时是否和原有经验一致，是否有潜在的剂量错误风险，合并用药是否会增加风险（如药物相互作用，列入禁忌用药或限制用药）。

2. 数据监查委员会

建立数据监查委员会（Data Monitoring Committee，DMC）的基础性原因是为了加强受试者的安全性保护，以确保临床试验中期分析可被执行。

处于下述情形时，试验应考虑建立 DMC：①研究终点指标是高度满意或不满意的结果，甚至是无效结果。如在计划完成日期前，出于伦理考虑组织进行中期分析，而可能提前中止研究。②需优先考虑的特定安全性顾虑，例如治疗手段和操作程序是侵入性措施。③存在优先考虑的信息，提示研究治疗可能存在严重毒性。④研究执行对象为弱势群体如儿童、孕妇或年老患者，或其他志愿者，垂危患者或有精神疾病无行为能力者。⑤研究涉及受试者面临高死亡风险或其他严重结果，甚至研究目标涉及较小的终点指标。⑥研究为大样本、长时程、多中心。

如研究存在上述一个或多个特性，DMC 提供额外监管可有助于保护受试者。在其他试验中，如短期研究或消除症状，DMC 通常没有必要建立。

3. 对结果可信性的风险管理

设计结果可信性的评价方法时，需要识别和考虑以下内容：①简单的、相关的评价标准。②终点测量指标客观，易于准确评估。③如无法使用客观性观察指标，评估观察指标时治疗干预应采取有效掩蔽措施，如采用量表评估疗效时评估者不能知悉治疗药物分配以避免观察偏倚，也应该考虑到给药护士泄露信息造成的观察偏倚。④合理创建随机表和随机方法，预防受试者进入试验时对治疗分配可预见。⑤简化干预措施。⑥充分效能以检测干预措施的真实作用。

四、临床试验质量问题管理

有效的问题管理框架将改善有关重大问题的识别、调查 / 评估、升级和沟通。重大问题能够避免重复发生，药物能更快地提供给患者，药物开发所需的资源可能会减少，所有这些都能促进临床研究质量的提高。很多临床研发团队针对问题的管理，往往是不论问题大小，都以同样的方式来处理。重大问题是指会严重影响以下任何一项的问题。①患者的安全和获益。例如，某中心超过 50% 的受试者进行了未经伦理批准的方案修正案中的核磁检查，且知情同意书中未包含此项操作。②数据完整性和 / 或科学严谨性。例如，在多个研发项目中使用的电子日记卡没有稽查轨迹，以致产生是否由患者自己输入数据及这些数据是否被不恰当地修改的疑问。③监管要求的合规性。例如，申办者超过一年以上，未能向监管当局发送严重意外及可疑不良反应（serious unexpected suspected adverse reaction，SUSAR）报告。④对临床研究企业的信任。

（一）临床试验质量问题及分类

1.临床试验质量问题分级

在第三章《申办者在临床试验风险控制与质量管理中的作用》已有介绍，在此不再详细阐述定义。

2.临床试验质量问题分类

在第三章《申办者在临床试验风险控制与质量管理中的作用》已有临床试验的质量问题分类介绍，这里引用另外一种分类方法，以供参考（表4-1）。

（二）重要问题的上报与 CAPA 管理

重要问题需要各利益相关方对其进行决策，因此要有适当的升级。为确保重要问题快速升级和通知，组织应预先定义重要问题并确保有适当的升级途径。如根据问题的性质、范围和影响设定适当的升级和 / 或通知级别，明确其定义和实施的记录文档以支持流程。决策树模型工具可以提供适当的通知和升级途径。

通过 CAPA 流程管理重大问题，以下是有效且可持续的 CAPA 流程的基本要素：①立即采取行动，防止进一步的负面影响。②确定责任人，负责调查问题（收集必要的信息）；确定问题的根本原因，对问题的范围和影响进行整体评估，以了解问题是孤立的还是系统的。③确定质量负责人，制定至少具有以下要素的强效 CAPA 计划，包括解决根本原因的行动；实施细节（分配的职责和时间表等）；具备有效性检查，以确保行动能够达到预期的结果，并防止未来出现现状况。④实施 CAPA 计划。⑤验证 CAPA 的长期可持续性。⑥执行 CAPA 流程存在延迟或重大挑战应升级到适当的管理级别。

（三）临床试验质量问题的分析、总结与反馈

有效的问题管理框架应通过检测可能的系统性问题或风险的趋势，来

表 4-1 欧盟 GCP 检查问题分类表

序号	主要分类	参考编号	序号	主要分类	参考编号	序号	主要分类	参考编号
	研究药物	1		监管问题	5		实验室/技术设备	9
1	供应/存储/回收/销毁	01.01	16	中心缺少监管机构的批准	05.01	34	证书/合格证	09.01
2	处方/分发/依从性	01.02	17	研究批准/修正/通知等未递交监管机构	05.02	35	化验、检测验证	09.02
3	研究药物清单	01.03	18	进口/生产许可	05.03	36	正常值范围/更新	09.03
4	生产/包装/标签	01.04		试验管理（申办者）	6	37	运输/存储/标签/样本	09.04
	知情同意	2	19	方案/CRF/日记/问卷设计	06.01	38	样本可溯源性/可追责性	09.05
5	研究中心缺少知情过程	02.01	20	数据管理	06.02	39	分析/报告（实验室）	09.06
6	知情同意过程	02.02	21	监查	06.03	40	技术验证	09.07
7	知情同意书	02.03	22	稽查	06.04		通用	10
	伦理委员会	3	23	文档管理	06.05	41	组织及人员	10.01
8	中心缺少伦理批件	03.01	25	临床研究报告（CSR）	06.07	42	设施和设备	10.02
9	研究意见/修正/通知等未递交伦理委员会	03.02		计算机统计	7	43	资格/培训	10.03

续表

序号	主要分类	参考编号	序号	主要分类	参考编号	序号	主要分类	参考编号
10	组成/职责/操作流程	03.03	26	计算机验证	07.01	44	SOP	10.04
	受试者保护	4	27	稽查轨迹和授权访问	07.02	45	随机化/盲态/研究药物编码	10.05
11	试验设计	04.01	28	物理安全系统和备份	07.03	46	源文件	10.06
12	个人信息保护	04.02		研究中心	8	47	基本（必需）文件	10.07
13	保障受试者的安全和权益	04.03	29	方案依从性（入排标准）	08.01	48	直接访问数据	10.08
14	受试者保险/赔偿/补偿	04.04	30	方案依从性（疗效评估）	08.02	49	合同/协议	10.09
15	支付给受试者的款项	04.05	31	方案依从性（安全性报告）	08.03		其他	11
			32	方案依从性（其他）	08.04			
			33	CRF/日记卡的记录	08.05			

促进持续改进并增强风险管理。趋势分析也是风险评估的重要输入（例如提供有关事件发生可能性的信息）。

有效的趋势分析可以通过以下方式实现：①组织承诺和资源。②及时、全面、完整和有意义的数据／信息。③从组织流程和活动中识别的关键数据／信息。④构造知识管理存储库，以便于访问／分析知识管理存储库中的数据／信息。

五、CRO 公司质量管理体系的改进计划

CRO 公司在建立质量管理体系满足其业务需要的同时，还应建立相应的流程和制度，保持对质量管理体系持续性的评估，不断审议和改进质量管理体系以满足内外部环境的需要。

评估的主要来源包括但不限：①外部的相关（所有涉及公司业务范围的）法规更新。②客户对公司服务质量的反馈。③内部所有质量活动的总结及定期的质量管理体系各要素的成熟度评价。

具有适当责任和临床开发决策权的高层领导，应根据改进计划规定的频率定期收集、汇总上述信息来审议质量管理体系的绩效，以确保其持续满足质量目标，同时时刻与组织的战略方向保持一致，并提供适当的资源支持。

完成评估和审议后，相关责任人应对高层领导表达对质量管理体系的改进意见，可基于公司实际情况和可用资源实施充分改进或对最紧急的要素进行改进。高层领导还应赋予相关责任人足够的权力和资源，以便其能够组织和推进必要的改进行动。高层领导对质量管理体系的改进负有最终责任，并需定期监督和支持改进行动。

第二节　SMO 公司在临床试验风险控制与质量管理中的作用

一、SMO 公司质量管理体系

（一）SMO 公司建立质量管理体系的目的

临床试验现场管理组织（Site Management Organization，SMO），是指通过提供临床试验相关的专业服务，协助研究者和研究机构承担在临床试验中非医生判断类的事务性工作，以提高临床试验的质量和进度，推动临床试验规范化进程的组织。

SMO 类似合同研究组织，不同在于 SMO 受托于研究中心，由申办者支付经费。其临床试验的质量管理体系建设除考虑与申办者建立的临床试验质量管理体系相匹配外，更需要考虑与研究中心质量管理的匹配性。由于工作人员分散在各个临床研究中心，因此，SMO 公司的质量管理体系的目的是规划统一的中央化服务模型，以实现标准化的服务和预期功能。

（二）SMO 质量管理体系在临床试验中的运用

在中国，SMO 服务模型大致分为机构共建、机构代理、申办者委派 3种模式。机构共建指的是临床试验机构和 SMO 公司共同探索管理和培养CRC 的模式；机构代理指的是申办者将雇佣 CRC 的研究经费支付给研究机构，研究机构自主选择 SMO 并签订服务合同；还有一部分采取申办者委派的模式，即申办者直接从 SMO 签署 CRC 派遣的协议，由 SMO 派遣CRC 参与临床试验工作。许多 SMO 公司建立 SOP 和质量管理制度，而申办者委托时需要接受申办者的 SOP，SMO 服务于机构时需要遵循机构的SOP，这导致多种流程制度下的质量管理存在严峻挑战。

SMO 的风险规划和质量管理，基于药物、方案操作和受试者，也基于具体研究中心开展的一些典型管理活动，通过具体的授权，制定每个步骤的工作清单的质量标准。

二、SMO 在临床试验质量管理中的作用

在临床试验实践中，CRC 应熟悉 GCP 及试验方案，能够很好地把握试验进程和质量标准，同时充当现场质量监管的角色，能够及时发现问题并向研究者及项目相关人员提出处理意见，减少其工作失误，确保临床试验伦理的合理性、科学性及试验数据的完整可信。美国临床研究专业协会（Association of Clinical Research Professionals，ACRP）为明确 CRC 能力提升的目标和方向，定义了 CRC 在以下 8 个领域中要掌握的能力。①科学概念：与临床试验设计和分析相关的科学概念知识。②伦理和受试者安全：受试者护理、受试者保护和临床试验的安全性知识。③新药开发与调控：涵盖新药开发与监管的知识。④临床研究操作：研究管理和 GCP 等法规，安全管理（不良事件的识别和报告、上市后监测和药物警戒），试验过程中的药品管理。⑤研究和现场管理：中心层面所需资源的管理（包括财务和人员方面），中心研究运营（包括监管和 GCP 等相关法规要求）。⑥数据管理和信息学：在临场试验过程中获取和管理数据（包括源数据、数据录入、数据质量控制，以及答疑和数据库锁定）。⑦领导能力和专业精神：临床研究中的领导力和专业精神。⑧沟通和团队合作：能够做好中心内部、中心和申办者、CRO 及监管机构之间的沟通工作，以及具备临床研究所需要的团队合作技能。

结合国内的相关法规和实践，CRC 在临床试验管理体系中的作用主要体现在对伦理和受试者安全的管理，保证临床试验的科学性和数据的准确性、完整性，对临床试验的数据和文件的管理，临床试验中的沟通协调，绩效的管理这 5 个方面。

1. 对伦理和受试者安全的管理

CRC 对伦理和受试者安全的管理包括：①协助研究者指导患者按照 GCP 和方案的要求开展临床试验。②掌握受试者保护的关键原则和内容，协助研究者知情同意过程，确认知情同意的过程规范，从而切实保障受试者的知情权和同意权。③掌握方案中的入选、排除和脱落等标准，在执行

过程中保证受试者的安全。④掌握涉及弱势群体的伦理要求，在试验开展过程中保证弱势群体受试者的权益和安全。⑤掌握受试者人身和隐私保密的原则，确保受试者在临床试验过程中的隐私保密。

2. 保证临床试验的科学性和数据的准确性、完整性

CRC 在保证临床试验的科学性和数据的准确性、完整性方面所做的工作包括：①制定管理工具（如受试者补助发放记录表、访视时间表等）协助研究者进行相关内容的管理，确认项目按照项目要求和法规执行。②对临床试验中的关键流程进行管理。③协助研究者根据方案制定受试者招募、筛选和患者保留计划，确保项目的进度，控制患者脱落率和保证其依从性。④掌握机构内部临床试验的开展流程，保证患者按照临床试验的程序完成相关项目的检查和记录。⑤掌握受试者随机的要求和程序，确保随机的过程，保证项目的科学性。⑥明确安全性事件的相关定义，以及对于安全性事件（如 AE，SAE 等）识别和上报的管理流程，协助研究者进行安全性事件的管理。⑦明确药品管理的要求和流程，确保临床试验过程中药品的接收、发放、回收和销毁相关操作符合要求。⑧掌握项目中样本管理的操作流程和要求，协调相关设备物资，保证样本管理按流程进行。

3. 对临床试验数据和文件的管理

CRC 对临床试验数据和文件的管理包括：①掌握统计学和信息学并在项目中应用，明确临床研究中数据的来源、流程和管理。②明确数据录入、质疑解答和数据锁库的要求，保证数据的质量。③明确项目源文件的内容和管理要求，督促研究者相关文件的完成和评估，以及收集和归档。

4. 临床试验中的沟通协调

CRC 在临床试验沟通协调方面所做的工作包括：①明确临床试验中各方的工作职责，进行多方的沟通和协调，确保临床试验的顺利开展。②在临床研究过程中展现一定的管理能力，协调各方资源，保证项目的顺利开展。③协助研究者应对各方监管机构的核查，保证项目的质量。

5. 绩效的管理

SMO 的使命，在于帮助建设杰出研究中心（不管是从试验层面还是

机构层面）。杰出研究中心，指的是在受试者安全性、数据完整性、法规遵循方面的表现出类拔萃，可交付高质量工作。建设这类杰出研究中心，对中国临床试验数据质量和实施效率的提升有着显著意义。

CRC 的高质量绩效表现，包括 3 个部分：①领导小组，对高质量绩效表现负责。②支持高质量绩效表现所需的工作环境（如办公空间、技术、设备等）。③满足客户和法规要求的高质量绩效表现。

SMO 组织结构化的质量管理体系（QMS）表现为：①聘用、入职和发展竞争力与激励员工的绩效体系。② SOP 和工作指引。③研究人员指导如何遵循 SOP 的培训计划。④确保 SOP 被遵循的质量控制计划。⑤基于SOP 衡量绩效的指标，能监测到需解决的问题，并推动其改善。

SMO 的整个质量管理体系，围绕两方面开展：① CRC 不能从事法律法规禁止从事的活动（被授权也不可执行）。② CRC 必须在授权的活动类型中，以及主要研究者、机构的监督下开展高质量临床试验，并遵循方案和 GCP 要求。

三、SMO 在临床试验中基于风险的质量管理

（一）SMO 在临床试验中的风险的因素识别

在临床质量管理和风险规划中，临床试验机构和 SMO 采取共建、委托、外包等活动均需在七大过程中做出控制：①方案筛选和评估；②研究和中心可行性评估；③伦理资料的递交；④法规和财务的审核与批准；⑤中心启动；⑥研究实施（入组和随访）；⑦研究关闭。

目前中国 SMO 和临床试验机构在上述方面中处于磨合阶段，质量管理在建设方面还存在诸多问题。

（二）SMO 在临床试验中的风险控制

从中心质量管理矩阵入手，描述 SMO 的管理体系建设，CRC、临床试验机构、研究者应共同努力识别出每个环节中的风险点，并采取预防措施（图 4-2、表 4-2）。

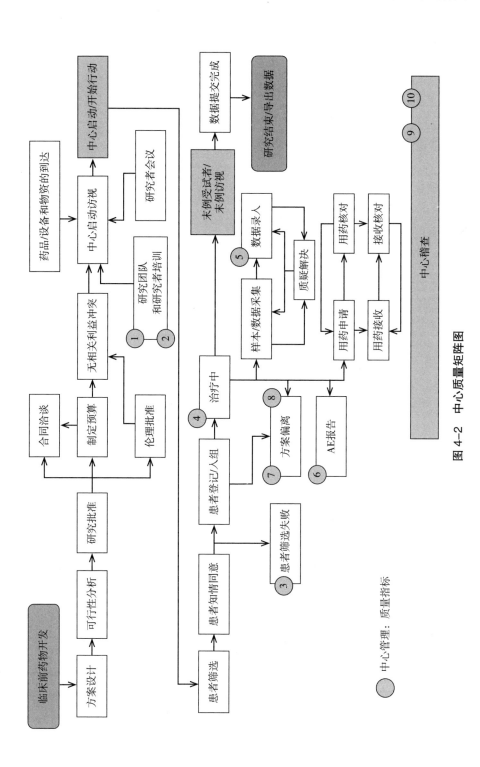

图 4-2　中心质量矩阵图

表 4-2 中心管理质量矩阵表

矩阵编号	工作	定义
中心质量 1	GCP 遵循培训	中心启动前或管理患者前，研究中心人员完成 GCP 遵循培训的百分比
中心质量 2	方案特异性培训／胜任力	管理受试者前，研究中心人员完成方案特异性培训／胜任力的百分比
中心质量 3	受试者筛选	随机进入研究的受试者已知情的百分比（每家中心和研究中位数相比）
中心质量 4	受试者保留	随机受试者完成研究的百分比（每家中心和研究中位数相比）
中心质量 5	数据质量	累积质疑／数据数量／每家中心（每家中心和研究中位数相比）
中心质量 6	SAE 报告	每家中心未报告 SAE 与所有应报告 SAE 的比率（每家中心和研究中位数相比）
中心质量 7	GCP& 方案遵循（QC）	严重方案偏离（关键和主要）数／筛选受试者／中心（每家中心和研究中位数相比）
中心质量 8	GCP& 方案遵循（QC）	重要方案偏离（关键和主要）书／随机受试者／中心（每家中心和研究中位数相比）
中心质量 9、10	GCP& 方案遵循（QA）	关键或主要稽查发现数／随机患者／中心（每家中心和研究中位数相比）

四、SMO 在质量管理体系的问题管理和知识管理

（一）SMO 在临床试验中的问题管理

任何组织都可以通过检查多个信息源来报告或检测问题。SMO 使用整合不同信息源的方法能够识别出仅检查单个来源无法发现的问题，如监查问题、质控问题、稽查问题和 CRC 主动上报的方案偏离（protocol deviations，PD）等。根据质量问题的分级和分类原则，将上述问题报告汇总后进行评估和分析，针对研究中心层面、研究者层面和操作层面的问题进行重点评估，确认重要问题（图 4-3）。

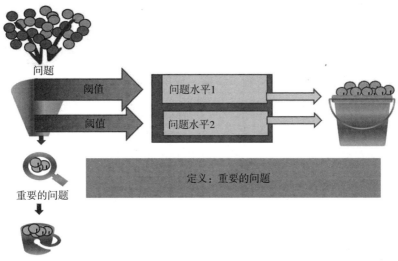

图 4-3　评估问题并筛选"重要的问题"流程图

研究者应对重要问题（收集相关信息以促进分析）进行分析（确定问题的根本原因），并通过健全的 CAPA 计划对其进行纠正 / 预防。应该持续评估所有的问题使其更正，以及评估问题是否需要向管理层或监管部门报告。未达到重要性阈值的问题应记录在案，并进行趋势分析。

（二）SMO 在临床试验中的知识管理

在 SMO 质量管理体系中对知识实施结构化可以使组织有效利用知识，知识管理框架包括识别、获取、组织、评估、利用和共享组织知识资产的策略和过程，知识管理可以增强 SMO 团队的绩效。通常通过以下两个关键活动来强化绩效和 cQMS 其他因素的绩效。

1.显性和隐性知识的获取，存储和可访问性

鉴于 SMO 统一的中央化服务模型，以及可辐射到多个医疗机构的特性，SMO 在建立自身完善的 SOP 体系的同时，也需要保持外部（如申办者、机构 SOP）的可获取性、协调使用等，以保证合规前提下的临床试验能够协调实施。另外，显性知识包括监管机构等外部的政策要求、指导原则等，SMO 需要对这些知识及时收录、分析，供内部人员获知。

SMO 还需要认识到每个一线项目经理、CRC 的经验价值。由于中国地域分布广泛，即便是同一个临床试验，不同地区的机构面临的风险有可

能不同。因此，在中央化的服务模型中也要认可隐性知识（个人经验）的多样性，应积极的收集项目经理、CRC 等一线员工的个人见解，并进行统一管理。

2. 在组织内的吸收、解释、传播、应用和维护

对上述显性、隐性知识进行有效收集和管理后，应建立机制将其转化为生产力。例如，许多纠正与预防措施（CAPA）计划是在单个临床试验中制定和执行的。但跨不同项目或在多个中心进行相似的稽查 / 检查会导致重复的 CAPA。知识库的建立、更新与维护，为反复出现的问题或观察趋势的汇总分析创建了平台，并推动了流程的改进，以便实施有效行动。在同一治疗领域的新项目中，知识库的建立使组织可以更准确地识别风险，提高运营质量，收集到的隐性知识也会在吸收、应用、反馈中不断优化。

第五章　受试者保护体系在临床试验风险控制与质量管理中的作用

第一节　受试者保护体系的概念和框架

随着我国创新药物的临床试验项目和种类逐年增多，临床试验质量和受试者权益保护，已经成为临床研究承担机构关注的重点。2003 年国家食品药品监督管理局发布《药物临床试验质量管理规范》，经过多次征求意见和修订，2020 年 4 月 23 日国家药品监督管理局与国家卫生健康委员会联合发布新版《药物临床试验质量管理规范》（以下简称《规范》），并于2020 年 7 月 1 日施行，同年发布了《药品管理法》《药品注册管理办法》，均对受试者保护做了更多、更细致的要求。《规范》参照国际通行做法，突出以问题为导向，明确药物临床试验各方职责与要求，并与 ICH 技术指导原则基本要求相一致，是药物临床试验乃至其他临床试验的重要指导。《规范》从不同层面全方位地保护受试者，是我国 GCP 对人文精神的倡导与体现，《规范》强调受试者保护的职责由参与试验的各方共同承担。

一、受试者保护体系的概念

受试者保护体系的理念来源于受试者保护的整体运行概念。近年来，伦理失范事件不断出现，暴露了我国受试者保护环节的薄弱性。体系内仅有伦理委员会无法满足我国日益增强的受试者的保护需求。当前存在缺乏相关的法律制度、行政监管缺位及伦理委员会建设和审查能力不足的问题。国家层面可考虑完善受试者权益保护的相关法律法规、加强监管和强制多渠道落实受试者补偿 / 赔偿。医院可在现有伦理委员会基础上，协同质量控制办公室、培训中心、数据与安全监察委员会、研究合同 / 经费管理部门、学术委员会、科研诚信委员会 / 办公室和利益冲突委员会 / 办公室建立受试者保护体系，加强各部门间的沟通协调，切实保护受试者权益。但受试者保护体系作为新事物，仍需借鉴国外经验并结合国情进行长期的探索、发展。

2013 年的《赫尔辛基宣言》对受试者保护提出了更进一步的要求，除强调对受试者的保护外，还强调要让受试者从试验中获益，促进受试者的健康。但因规定内容较为宽泛，各国各单位实际的操作过程存在差异，从而导致发生一系列违背医学伦理的事件发生。就我国而言，2012 年发生的"黄金大米"事件，凸显了国内研究人员受试者保护意识的缺乏，以及机构伦理委员会审查流于形式的问题；2013 年上半年北京某医院"拜耳新药试验案例"，反映出药物临床试验过程中机构伦理委员会对受试者伤害赔偿不到位的事实；2018 年的贺建奎基因编辑事件，反映出科学家对生命伦理、法规法律的认识缺位。

（一）概念的提出

医学的进步离不开医学科学研究。人体研究，指以开发、改善医疗技术及增进医学新知，而对人体进行的医疗技术、药品或医疗器材研究的行为。其试验的目的在于确定医疗技术、药品或医疗器材在保健医疗方面有无助益，以及新药是否具有预期的效能。随着科学研究的不断深入，各级医院进行的临床研究日益增多，人体研究是发现与改良医疗新技术的必经过程，不仅有利于受试者本人，亦有利于医学科学技术水平的提高，更有利于人类整体。但由于试验用产品或医疗技术的效能未定，有效性尚不得知，不良反应、危险性等也均具有不确定性，因此人体研究对受试者的生命健康极有可能造成不可预知的危害，具有较大的风险。在这样的情形下，建立并完善受试者保护的制度、职责及体系就成为临床试验管理和运行中的重要部分。

（二）人体研究受试者保护体系

较早并完整提出受试者保护体概念的是美国人体研究受试者保护组织（Association for the Accreditation of Human Research Protection Program,

AAHRPP）。AAHRPP 是由美国医学院协会、美国大学联合会、国际实验生物学协会、社会科学协会联盟等一系列联盟团体共同创建的一个致力于促进高质量研究，在全球范围内加强受试者研究保护的组织，现地点位于马里兰。AAHRPP 的认证需以申请机构为主体，以伦理委员会为切入点。

（三）中医药研究伦理审查体系认证

中医药研究伦理审查体系（Chinese Accreditation Program of Ethics Review for CM Research，CAP），是由世界中医药学会联合会（以下简称世界中联）发起并组织实施的认证项目。世界中联是经国务院批准，在国家民政部登记注册，总部设在北京的国际性学术组织。CAP 认证的前身，是国家中医药管理局委托世界中联伦理审查委员会组织实施的"中医药临床研究伦理审查平台评估"。

二、国内外相关指南及行业引领的发展

20 世纪末，几起因保护措施不到位而引起受试者死亡的事件轰动全球，此后受试者的保护日益受到重视，国际医学科学组织理事会（Council for International Organizations of Medical Sciences，CIOMS）修订的《人体生物医学研究国际伦理指南》，世界医学会最新修订的《赫尔辛基宣言》，国家食品药品监督管理局的《药物临床试验伦理审查工作指导原则》和《药物临床试验质量管理规范》等明确规定将受试者的尊严、健康、权利和福利的保护作为首要目标。

（一）AAHRPP 的认证领域

AAHRPP 认证内容分 3 个领域，3 个领域又细化为不同的标准、细则。这些基本的标准和细则是每一个机构都需要遵循的，符合美国政府和全球很多其他政府的受试者保护要求。3 个领域包括①涉及人体研究的机构：医院伦理委员会、第三方机构伦理委员会、研究机构、申办者、CRO 公司、大学和政府机构都可以申请认证，根据申报机构类型的不同，评估该机构是否具有系统而全面的人体研究保护计划，从而为所有研究参与者提供保

护。②伦理委员会：伦理委员会的架构和组成需要适合所审查的研究项目的数量和类型，同时符合相关的法规、条例和指南的要求。③研究者和研究人员：充分尊重和保护受试者是研究者和受试者合作的基础。

AAHRPP 认可高品质的人类研究保护计划，致力于创建人体研究保护体系，以促进良好的伦理研究，为临床试验受试者提供全方位的保护。国内较早通过该认证的有中南大学湘雅三院、首都医科大学佑安医院、江苏省人民医院、北京大学医学部、西京医院、首都医科大学天坛医院、中国中医科学院西苑医院、江苏省中医院。人体研究保护体系主要有以下特点：①加强临床研究部门与部门、部门与个人、个人与个人之间的协作。②提升医院、伦理委员会、研究者和研究人员保护受试者的能力。③增强临床研究的依从性。④促进临床研究的透明化。

（二）世中联 CAP 认证领域

CAP 认证领域包括涉及人的生物医学研究组织机构依据研究和伦理相关法律法规建立的伦理审查及其支持系统，相关方包括组织机构、伦理委员会、伦理委员会办公室、研究人员 4 个部分。在这个体系框架中，各部门人员遵循相关法律法规、政策和指南，遵循公认的伦理原则，相互协作，实现保护受试者安全、健康和权益的目标。

（三）SIDCER 认证

发展伦理委员会审查能力的战略行动（Strategic Initiative for Developing Capacity in Ethical Review，SIDCER）是由世界卫生组织热带病研究培训特别规划署发起的机构，是专门针对发展中国家伦理委员会的国际认证。在 SIDCER 认证体系中，对伦理委员会审查能力和审查质量的考察标准有 5 项，涉及伦理委员会的结构与组成、相关管理制度及操作流程、审查过程的完整性、传达决定与跟踪审查和文件的管理。在认证过程中，SIDCER 会派出专家开展专题培训，针对医院 / 机构的薄弱环节进行加强，并侧重现场考察环节，以达到规范操作和提高伦理委员会审查质量的目标，是专门针对伦理委员会的认证项目。

三、受试者保护体系的框架

受试者保护体系应该包含伦理委员会、研究管理、培训、质控、利益冲突管理、研究者及其团队、财务管理、合同审核等部门，不同医院包含的具体职责部门不同，但通常会包含医学伦理委员会、科研处、科学技术专家委员会、药物临床试验机构、医务处、教育处、检验科等所有涉及人的生物医学研究项目的部门，各部门间互相尊重，伦理委员会、药物临床试验机构、科研处等独立行使审查、管理的权利，各部门均遵照各自制度、职责进行研究的管理、执行、监督等工作，并制定相应的政策以保障体系内各部门的独立性和协调性。受试者保护体系依法行使保护受试者的权利，接受卫生行政管理部门、药监行政管理部门的指导和监督，接受院内外公众监督，旨在保护医院内开展的所有涉及人的生物医学研究项目的受试者，确保受试者的权益和安全，避免可能对受试者产生的任何不利影响（图 5-1）。

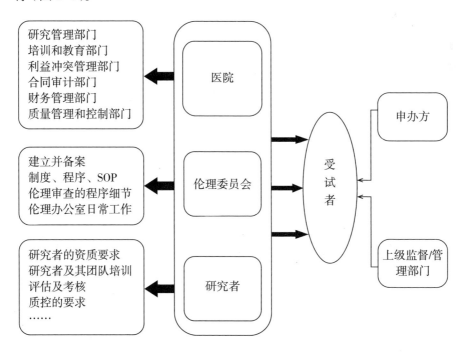

图 5-1　受试者保护体系组成图

第二节　受试者保护体系的各部门的职责

一、组织机构

开展涉及人的生物医学研究的组织机构，包括医疗卫生机构、科研院所、高等院校等，是涉及人的生物医学研究伦理审查工作的管理责任主体，负责组织管理受试者保护体系和伦理委员会。

组织机构应全面履行研究和伦理相关的法律法规、政策和指南要求的受试者保护职责，并将受试者保护的原则应用于所有涉及人的生物医学研究项目，不论其经费资助来源、研究类型，或研究实施地点。

组织机构在其现有的组织架构基础上，应当建立伦理审查体系，明确伦理审查各相关管理部门及人员在受试者保护中的职责。如研究管理部门、培训管理部门、合同审计与管理、经费管理部门、利益冲突管理部门、伦理委员会，以及研究者和研究人员的受试者保护职责。

组织机构应当委派一位机构高层领导负责伦理审查体系的管理工作，应有书面的委派文件，并有书面文件说明伦理审查体系领导者的职责。伦理审查体系领导者应当了解伦理审查体系管理相关的法律法规、政策和指南，熟悉伦理审查各相关管理部门及人员的职责，履行伦理审查体系运行和维护的职责，并直接参与伦理审查体系的资源配置。

组织机构应当列出伦理审查体系遵循的法律法规、政策和指南，一般分为普适性的和特殊性两个方面。普适性的法律法规、政策和指南，在我国有《药物临床试验质量管理规范》《涉及人的生物医学研究伦理审查办法》《药物临床试验伦理审查工作指导原则》等；相关的国际指南有赫尔辛基宣言、ICH-GCP，以及 WHO、CIOMS 的伦理指南。

特殊性的法律法规、政策和指南，例如组织机构开展涉及基因检测、遗传信息、干细胞等相关研究时，应当列出遵循的国内外相关的法律法规、政策和指南。

组织机构应当依法制定并执行伦理审查体系的管理制度、指南和标准操作规程。

当有研究和伦理相关的法律法规、政策和指南发布或修订时，组织机构应当依据新发布或修订的文件及时审核、修订伦理审查体系相关的管理制度、指南和标准操作规程。

当内部监管和/或外部监管发现伦理审查体系中存在需要改进的地方时，组织机构应当对所发现的问题进行纠正，必要时审核、修订伦理审查体系相关的管理制度、指南和标准操作规程。

组织机构应当确保伦理审查体系监督管理的范围涵盖所有涉及人的生物医学研究项目。

伦理审查体系监督管理的范围应当涵盖本机构承担的，以及在本机构内实施的所有涉及人的生物医学研究，不论其经费资助来源、研究类型，或研究实施地点等。组织机构书面文件应当说明不在伦理审查体系监督管理范围内的活动，例如常规医疗质量或疾病发病率的监测与评估、医疗病例的个案报告，履行法定职责的疾病监控。

组织机构应当对涉及人的生物医学研究进行明确的定义，并保留书面文件。

组织机构书面文件应当说明如何判断一项活动属于涉及人的生物医学研究，并制定相应的程序，包括判断的责任者、判断的标准和时限、保证判断准确性的措施。组织机构应告知研究者承担的研究项目是否在伦理审查体系监管的范围内，确保其知晓是否应当提交伦理审查，且提交审查的项目需获得伦理委员会的审查同意方可在临床开展。该责任者应当熟悉相关法规、组织机构的政策和研究的性质，并有权代表组织机构。

组织机构应当制定并遵循程序规定，对研究项目进行科学审查。

研究项目的科学审查可以由专家委员会和/或伦理委员会负责。组织机构可以根据研究项目的具体情况，制定并采用合适的科学审查程序，并进行书面规定。

无论采用何种科学审查程序，科学审查人员都应当具备相关的专业知识，采用适用的专业标准及最大限度减少受试者风险的标准进行评估。

如果不是由伦理委员会对研究项目进行科学审查，组织机构的科学审查应当包括评估研究是否符合以下两条伦理审查标准：①受试者风险最小化；②受试者的风险与其参加研究的预期获益（如有）及合理预期产生的知识的重要性相比是合理的。科学审查的结果应当作为伦理审查同意程序的一部分以正式的书面方式告知伦理委员会，协助伦理委员会判断该研究项目是否满足伦理审查同意研究的标准。

组织机构应当对跨国研究活动作出书面规定，确保跨国研究活动符合公认的伦理准则，遵循同等水平的受试者保护标准，同时遵循研究所在国的法律法规、政策和指南，并考虑当地的文化背景。

开展跨国研究的组织机构，应当确认研究所在国的研究者资格，确认合适、有效的知情同意等。

组织机构的经济利益冲突是指组织机构关键的组织领导及其直系亲属的经济利益与保护受试者、维护研究的完整性和维护伦理审查体系公信力之间的利益竞争。组织机构应当识别并管理组织机构的经济利益冲突，制定相关的措施，消除利益冲突或者使该利益冲突的影响最小化。

研究者和研究人员的经济利益冲突是指个人及其直系亲属的经济利益与保护受试者、维护研究的完整性和维护伦理审查体系公信力之间的利益竞争。组织机构应当制定书面政策及程序，识别和管理研究者和研究人员的经济利益冲突。

组织机构应当保证伦理审查体系的管理和运行拥有足够的资源。

伦理审查体系的管理和运行所需的资源包括人力、办公室和会议室的空间与设备、经费、信息管理系统等。虽然没有一个标准或计算公式来判断资源是否充足，但可基于伦理审查体系管理和运行的结果进行判断。如果伦理审查体系能充分满足受试者保护的需求，则认为资源是足够的；反之则认为资源不足。

组织机构应当定期审核伦理审查体系的资源配置，特别是伦理审查体系关键职能的资源配置，并根据需要调整资源配置。

组织机构应制定伦理审查体系运行的质量、效率（例如单位时间完成的工作量，资源的最佳配置）和效力（例如受试者保护的效果）的目标。组织机构可以通过审核、调查或其他方法收集客观数据，作为审核伦理审查体系运行质量、效率和效力的基线，监测改进的效果。组织机构应规划受理至审查的时间，审查至决定传达的时间。

组织机构可以通过协作伦理审查或委托伦理审查，共享伦理审查资源，以促进研究并提高审查的效率和成本效益。组织机构应对协作伦理审查或委托伦理审查作出书面规定。

协作伦理审查的协议中应当规定各研究中心在受试者保护和伦理审查中的角色、职责与义务，以及各个中心之间沟通交流的程序。委托伦理审查的协议应当说明委托方和受委托方在受试者保护和伦理审查中的角色、职责与义务，以及双方沟通交流的程序。

组织机构负责构建伦理委员会，负责其组建/换届、运行和管理。

组织机构应当根据本机构伦理审查项目的性质和数量，构建伦理委员会的组织架构，设置一个或多个伦理委员会并规定其审查范围，设置伦理委员会办公室并规定其职能。

组织机构授予伦理委员会独立审查的职能和权力，确保伦理委员会的审查诚信不会受到研究业务发展利益的影响。识别和管理伦理委员会委员和独立顾问的利益冲突，定期考核伦理委员会组成和人员的履职情况，必要时加以调整，以保证伦理委员会能够胜任伦理审查的职责，履行保护受试者的职责。

组织机构应成立伦理委员会办公室。伦理委员会办公室是伦理委员会履行审查和监督职责的支持部门，负责行政和审查事务的管理及文件档案和信息管理等工作。

受试者可以与研究人员讨论他们所关注的问题，获取信息，提出诉求。除此之外，组织机构还应当为受试者建立一个可信任的渠道，使其可以向一个独立于研究人员之外且知晓研究项目情况的部门提出诉求和意见。组织机构应当有处理和回应受试者诉求和意见的程序。处理受试者诉求和意见可能需要组织机构的研究管理、医疗管理等多个部门参与。

二、伦理委员会

伦理委员会是由医学、药学及其他背景人员组成的委员会，其职责是通过独立地审查、同意、跟踪试验方案及相关文件、获得和记录受试者知情同意所用的方法和材料等，确保受试者的权益、安全得到保护。

伦理委员会通过其成员的经验、专业知识等履行伦理审查的职责，保护受试者的权益和安全。伦理委员会可以通过咨询独立顾问来确保其成员能够胜任研究项目的审查工作。

伦理委员会通过伦理审查履行受试者保护的职责。伦理委员会依据研究和伦理相关的法律法规、政策和指南，审查和同意某项研究。伦理委员会以跟踪审查的方式对其同意的研究进行监督。

伦理委员会应当审查并确认研究具有科学价值和社会价值。社会价值是指研究可能产生的信息对一个有意义的健康问题的理解或干预直接相关，或者对促进个人或公共卫生有预期的贡献。科学价值是指研究能够获得可靠、有效的信息，实现研究目的。

伦理委员会应当审查并确认受试者风险最小化，确认受试者的风险与其参加研究的预期获益（如有）及合理预期产生的知识的重要性相比是合理的。

伦理委员会应当审查并确认研究有合适的数据安全监查计划。合适的数据安全监查计划是保护受试者、开展高质量临床研究的重要部分。在初始审查和跟踪审查时，伦理委员会应当关注是否存在增加受试者风险或者显著影响临床试验实施的非预期问题。

伦理委员会应当审查并确认受试者的选择是公平的。公平是指研究的获益与负担的公平分配。一般通过研究目的、研究环境、涉及的弱势人群、招募程序等事项，来考量受试者的选择是否公平。

伦理委员会应当审查并确认研究者将征求每位潜在受试者或其监护人的知情同意，确认获取知情同意过程的计划安排和知情同意文件提供的信息符合规范要求。

伦理委员会应评估受试者隐私的保护措施是否充分，评估可识别受试者身份的数据机密性措施是否充分。隐私是指个人不愿他人知晓或干涉的私人信息；可识别受试者身份的数据机密是指通过知情同意，研究者与受试者之间就如何管理和使用私人数据所达成的一致。有充分的措施保护受试者的隐私和保证可识别受试者身份的数据机密性是批准研究的前提条件。

伦理委员会应评估研究是否涉及弱势群体。弱势群体包括容易受强迫或不正当影响的人群，以及没有充分能力给予知情同意的人群。涉及弱势群体的研究应具有相应的特殊保护措施，这是批准研究的标准之一。伦理委员会应审查研究项目是否满足该标准。

在伦理审查会议上，应对研究方案及其相关文件的所有关注点/意见进行充分讨论。会议主持人（一般为主任委员）主持讨论，尊重和包容不同意见，保证有足够的时间进行讨论。充分讨论后，会议主持人提请表决。只有全程参加研究项目会议讨论的委员才能对该项目进行表决。

委员按照批准研究的标准对研究项目进行表决，委员的表决意见包括同意、修正后再审、不同意、终止/暂停已批准的研究等。针对不同的审查类型（初审审查、复审审查、跟踪审查）的审查意见应作出书面规定。

伦理委员会应按多数意见作出决定，确保审查决定符合国内相关法律法规的要求，确保审查决定有效，应事先规定多数意见的计算基数和比率。

《涉及人的生物医学研究伦理审查办法》（2016）第23条规定，伦理委员会作出决定应当得到伦理委员会全体委员的二分之一以上同意。《医疗器械临床试验质量管理规范》（2016）第32条规定，伦理委员会召开会议应当事先通知，参加评审和表决人数不能少于5人，作出任何决定应当由伦理委员会组成成员半数以上通过。

伦理委员会应制定并遵守书面指南、制度及标准操作规程，按制度及标准操作规程要求对送审、审查与决定、传达决定等审查事务进行管理。定期审核伦理委员会指南、制度及标准操作规程，必要时修订或更新伦理委员会制度、指南和标准操作规程。

伦理委员会应对伦理委员会人员及相关人员的职责进行明确的界定，并书面告知其岗位职责。

伦理委员会应对送审程序和送审文件清单等作出书面规定并遵守。对初始审查、修正案审查、研究进展报告审查、安全性报告审查、违背方案报告审查、暂停/终止研究报告审查、研究完成报告审查、复审审查等的受理程序、递交文件等事项作出书面规定并遵守。

伦理委员会应对伦理审查相关事项及负责人作出书面规定并遵守，例如如何决定送审项目的审查方式、如何选择主审委员、如何聘请独立顾问、如何审核确认免除伦理审查的项目等。建议由具有相应资格的人员负责伦理审查相关事项。定义会议审查、紧急会议审查、快速审查的适用范围，包括初始审查、跟踪审查和复审。选择具备相关学科知识，以及审查所需的其他知识的委员主审研究项目。当委员的专业知识不能胜任审查，特别是当委员的社会文化背景与研究受试者明显不同时，应聘请独立顾问提供咨询意见。

伦理委员会应对如下事项作出书面规定并遵守，要求研究者在研究过程中、研究完成后，或在受试者退出或完成研究时迅速报告以下事项：消除受试者的紧急危害的方案偏离或修正；增加受试者风险和/或显著影响试验实施的方案修正；所有可疑且非预期的药物严重不良反应；可能对受试者安全或临床试验的实施产生不利影响的新信息。

伦理委员会应对免除伦理审查作出书面规定并遵守。根据适用法律法规、政策和指南，以及组织机构的规定，确定哪些研究活动可以免除伦理审查，并明确免除伦理审查的决定不能由研究者或与研究可能存在利益冲突的人员作出。

伦理委员会应对审查会议的召开、组织、管理作出相关规定，保证会议符合法定人数，保证审查决定有效。

伦理委员会应建立并遵循多中心临床研究的沟通交流程序，建立多中心临床研究伦理协作审查的机制。

伦理委员会应对审查决定的传达作出书面规定并遵守，确保可以有效、及时、合规的传达伦理审查意见及结果。肯定性决定应告知批准事项，对申请人实施研究的要求。条件性决定应具体说明伦理审查的修正意见，以及提交复审的程序。否定性决定应说明否定理由，并告知如有不同意见，可提交复审。应对决定文件信息、决定内容、年度/定期审查频率、传达对象、传达时限等内容进行规定。

伦理委员会应对文件档案的管理作出书面规定并遵守，制定相关的安全措施（如文件柜、档案室的安全防护措施，电子文档的权限管理，数据的加密、容灾、备份与恢复等），完整保存审查项目的文档，确保保存时间满足法律法规、政策和指南，以及申办者的要求。对伦理审查的讨论和决定应形成相应的记录文件。

文件档案可以是纸质文件或电子文件，或两者兼有。文件档案分为管理类和审查项目两大类，应标识清晰，存放有序。伦理委员会应对文件档案的类别、建档、存档、归档等作出明确的书面规定。

三、研究管理部门

研究管理部门是负责管理研究开展的部门，一般为科研处、药物临床试验机构（临床试验机构）等部门。

临床试验机构应当确认药物/医疗器械临床试验项目获得了政府药品监督管理部门的同意，或已按要求备案，或满足豁免同意/备案的条件。

临床试验机构应依法制定并执行试验用药品和试验用医疗器械的管理制度和程序，确保试验用药品和试验用医疗器械的管理和使用符合法律法规要求。临床试验机构可以根据试验用药品和试验用医疗器械的管理方式，采用相应的管理措施，以确保试验用药品和试验用医疗器械仅在批准的临床试验项目中使用，并在已授权的研究者指导下使用。

临床试验机构应对同情使用的试验用药品作出书面规定。对正在开展临床试验的用于治疗严重危及生命且尚无有效治疗手段的疾病的药物，经医学观察可能获益，并且符合伦理原则，经审查、知情同意后可以在开展临床试验的机构内用于病情相同的患者。

研究管理部门应制定研究项目相关的管理措施，对项目的立项、开展情况等进行管理，对实施的项目进行质量管理和质量控制。

四、培训部门

培训是受试者保护和开展临床研究的前提，《赫尔辛基宣言》《人体生物医学研究国际伦理指南》《药物临床试验伦理审查工作指导原则》《涉及人的生物医学研究伦理审查办法》等相关法律法规都对培训提出了要求。

组织机构应指派相关部门/人员负责培训工作，负责培训工作的部门和人员应当制定并执行培训计划，对伦理审查体系相关人员进行培训，帮助他们提高与其职责相关的受试者保护的知识和技能。

受试者保护的知识和技能涉及多方面，如研究伦理准则、专业标准、制度、标准操作规程、法律法规、政策和指南等。伦理审查体系相关人员所需的受试者保护的知识和技能取决于每个人在体系中的具体岗位，具体岗位的人员要谨记该岗位相关的受试者保护知识和技能，熟悉可能出现的问题及应对策略。

培训内容和要求应根据不同的岗位有所侧重，建议根据伦理审查体系的管理人员，伦理委员会委员、秘书、研究者和研究人员各自不同的岗位与职责，制定受试者保护的培训内容和要求。例如，要求伦理委员会全体委员都必须参加伦理审查同意研究的标准和审查要点的培训并通过考核。

培训部门应制定培训相关制度和标准操作规程，确保伦理审查体系的相关人员具备与其岗位职责相适应的知识和技能，例如：就职新的岗位应当经过培训后上岗；临床试验和伦理相关的法律法规、政策、指南，以及伦理审查体系制度和程序更新后，应当再次培训。

受试者保护的知识和技能的培训应坚持问题导向、专题导向、能力导向和前沿导向。①问题导向：用发现问题、解决问题的方式推动伦理审查工作的发展，及时发现伦理审查中存在的问题，针对存在的问题制定相应的培训内容，做到有的放矢，解决伦理审查中的木桶短板效应。例如会议审查时出现部分委员边提问汇报者边给出评审建议，或者部分委员仅仅在投票单上写评审建议而没有在会议上陈述评审建议并提交会议讨论，应及时启动会议审查环节及注意事项的培训。②专题导向：根据一定时期内伦理审查项目主要涉及的方面／领域开展培训，增加伦理审查委员相关方面的知识储备，提高其审查能力。例如在某个时间段申请伦理审查的项目中，生物等效性相关项目比较多，建议对委员开展生物等效性相关知识的培训，提高其生物等效性相关项目的审查能力。③能力导向：定期评估委员会的审查情况，找出伦理审查中的薄弱环节，制定对应的培训内容。④前沿导向：对新近颁布的临床研究及伦理审查相关的法律法规、新出现的伦理审查难题、新颁布的专业诊疗指南等内容开展培训，让委员的审查知识与时俱进，及时了解临床研究和伦理审查的新要求。

除了对伦理审查体系的相关人员开展培训，提高临床研究质量和受试者保护水平，还应当对受试者及其所在的社区开展医学研究和伦理审查的宣传活动，帮助公众更好的理解涉及人的生物医学研究和伦理委员会的审查职能。

培训部门开展的所有培训都应保存培训计划、培训活动清单、培训记录等相关资料。

五、合同审计与管理

合同是当事人或当事双方之间设立、变更、终止民事关系的协议。依法成立的合同受法律保护，保护当事方的权利。临床研究项目应当通过合同约定或者有机制保证，如果受试者发生与研究相关的损害可以获得免费医疗和补偿。

对于政府资助、组织机构资助（包括其他第三方资助）的研究，组织机构与研究资助者的合同应当约定，当受试者发生与研究相关的损害时，提供医疗护理的责任主体，以及支付医疗费用和补偿的责任主体。如果研究经费预算或项目合同约定没有研究相关损害的医疗费用和补偿，可通过组织机构设立的研究风险基金或者其他财务预算科目列支受试者与研究相关损害的医疗费用和补偿。

对于药物／医疗器械临床试验，组织机构应当与申办者的合同约定，如果发生受试者与研究相关的损害，研究者和医疗机构负责提供医疗护理，申办者负责对试验相关损害的受试者支付相应的医疗费用和补偿。申办者购买了保险，并不能豁免申办者承担与试验相关损害的医疗费用和补偿的主体责任，包括向保险公司索赔的责任、向受试者先行赔付的责任，无须受试者提起诉讼。

组织机构应当安排相关部门／人员对药物／医疗器械临床试验的合同进行审计，制定并执行合同审计的制度和程序，按照事先制定的合同审计清单，对药物／医疗器械临床试验的合同进行审计，其中包括合同应当约定的受试者保护的责任条款。

药物／医疗器械临床试验的合同应当约定，申办者在研究的监查和稽查中发现可能影响受试者安全或临床试验实施的严重或持续偏离方案，应当及时向临床试验机构和伦理委员会报告。

药物／医疗器械临床试验的合同应当约定，申办者负责分析评估任何来源的安全性相关信息，并按照 GCP 和相关法律法规、指南向研究者及临床试验机构、伦理委员会提交安全性报告。

药物／医疗器械临床试验的合同应当约定，公开研究结果的计划及申办者和研究者在公开研究结果中的责任和分工。

药物／医疗器械临床试验的合同应当约定，研究结束后如果发现涉及受试者重大健康问题且具有直接临床意义的信息，申办者应当向研究者和临床试验机构报告。

六、质量管理部门

质量控制是使产品或服务达到质量要求而采取的技术措施和管理措施。通过质量控制消除产品或服务上所有环节或阶段引起的不合格或效果不满意的因素，确保产品或服务质量满足要求。

质量控制是涉及人的生物医学研究实施中的重要环节，质量控制可以加强受试者保护，提高临床研究质量。质量控制应贯穿临床研究全过程。

组织机构应建立伦理审查体系运行情况和质量改进的监督机制，包括开展自我评估和接受外部监管，对伦理审查体系进行质量控制。组织机构应将质量管理和质量控制委托给质量管理部门来实施。

质量管理部门应当审核伦理审查体系对符合性和运行有效性的自我评估，具体是指组织机构从内部审核、验证伦理审查体系是否符合认证审核要求并处于持续有效的运行状态。

质量管理部门应当对伦理审查体系的持续适宜性、充分性和有效性进行管理评审。

质量管理部门应根据监督管理中发现的伦理审查体系的问题制定改进计划，应负责组织在计划的时限内完成改进工作并书面记录完成情况，追踪改进效果，并向伦理体系负责人报告。

组织机构可通过官方网站等途径向社会公开伦理审查体系信息，接受社会的监督和评估。

质量管理部门应当与研究者和研究人员进行开放式的沟通交流，对其关注的伦理审查体系的问题和提出的建议做出回应。

质量管理部门应当对违反伦理准则的研究行为采取纠正措施。违反伦理准则的研究行为是指不依从涉及人的生物医学研究相关法律法规、组织机构伦理审查体系的制度和程序、伦理委员会的要求和决定的行为。

七、财务管理部门

组织机构应当指定财务管理部门负责研究经费和伦理审查经费的管理，以正式书面文件的方式规定研究经费和伦理审查经费的收取、支出等事项。研究项目的申办者／资助者不能将研究经费与伦理审查费直接支付给研究人员和伦理委员会，应当给付组织机构的财务管理部门。组织机构应当以正式书面文件的方式规定并公开伦理审查项目的收费标准，以及伦理委员会委员审查劳务费的支出标准。

八、利益冲突管理

研究的客观性与伦理审查的公正性是科学研究的本质和公众信任的基石。临床研究的利益冲突可能会危及科学研究的客观性与伦理审查的公正性，还可能危及受试者的安全。

组织机构应当识别和管理组织机构的经济利益冲突，使该利益冲突的影响最小化。组织机构利益冲突可能影响研究的实施，并影响伦理审查体系的诚信。

组织机构应当识别和管理研究者和研究人员的经济利益冲突，使该利益冲突的影响最小化。

九、研究者及其团队

研究者是指实施临床研究并对临床研究质量及受试者权益和安全负责的现场负责人。研究者与临床研究的质量和受试者保护密切相关。有资格、经验和能力并且尽责的研究人员能为受试者提供最好的保护。作为受试者保护体系的一部分，组织机构应认定研究者资格，提高研究者的受试者保护能力。

研究者应遵循法律法规、政策、指南、组织机构制度和程序，以及伦理委员会的要求，提交伦理审查申请／报告。

研究者应知晓提交伦理审查的研究活动，知晓伦理审查申请/报告的类别及其定义，知晓研究人员提交伦理审查申请/报告的责任，知晓伦理审查程序，以及需准备的送审文件。针对存在的疑问，知晓可从哪里得到帮助和指导。

研究者应按照组织机构的规定，识别并公开经济利益，最大限度减少和消除经济利益冲突。研究者应知晓个人的经济利益可能影响其履行受试者保护的职责，应知晓组织机构利益冲突管理的规定，知晓何种利益应公开（本人及其近亲属），知晓经济利益如何公开、何时公开、向谁公开。

研究者应根据学科的专业标准，以及受试者风险最小化的原则设计研究。研究者设计方案时应识别和分析研究风险，考虑研究风险的控制与管理、所选择的程序的合理性及风险与受益的合理性。

在开展每一项研究前，研究者应确定具备保护受试者所需的资源，例如人员、仪器设备等，研究者应确定研究项目获得所在组织机构的批准。

研究者应以公平公正的方式招募受试者，避免强迫或不正当的情况发生。

研究者应采用与研究类型和受试人群相适应的知情同意过程及文件，全面的介绍研究相关内容，耐心细致的解答受试者的疑问，以便受试者在充分知情、完全理解和完全自愿的基础上作出是否参加研究的决定。

研究者应以适当的方式回应受试者的担忧、抱怨或信息要求。应告知受试者询问的研究信息，提供表达担忧和抱怨的联系方式。通常在知情同意书上提供研究者姓名及联系方式。研究者应坦率回应受试者的问题、抱怨和信息要求。

研究者组织研究人员队伍时，应恰当委派研究任务及相应职责，保证研究人员的资质、经验和培训符合研究岗位要求。研究人员是指由研究者授权在研究现场执行研究相关程序和/或作出研究相关决定的人员，例如研究医师、研究护士、研究助理等。

研究者应对研究项目的实施保持适当的监督、指导和管理，保证研究工作遵循法律法规、政策和指南，遵循伦理委员会批准的方案。

第三节　各部门在风险控制与质量管理中的作用

受试者保护体系应该是包含伦理委员会、研究管理、培训、质控、利益冲突管理、研究者及其团队、财务管理、合同审核等部门的一个体系。不同医院因管理制度不同，各部门在涉及人的生物医学研究全流程中职责会有所不同，以下就临床试验全过程的质量管理与风险控制环节可能涉及的部门职责和作用进行简单分析。

一、研究申报阶段

研究申报阶段具体流程及内容见图 5-2。

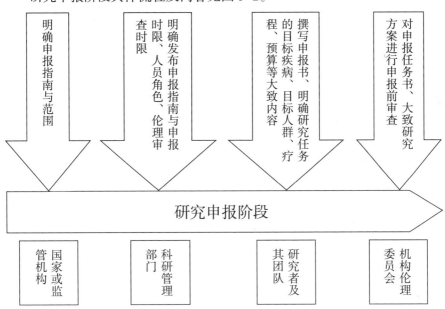

图 5-2　研究申报阶段管理流程图

二、研究立项

研究立项阶段管理流程见图 5-3。

91

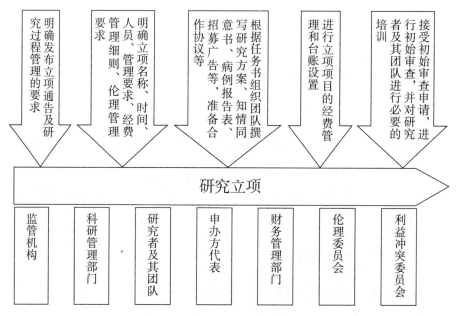

图 5-3　研究立项阶段管理流程图

三、研究过程管理

研究过程管理流程见图 5-4。

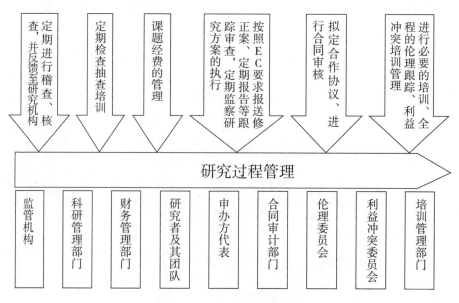

图 5-4　研究过程管理流程图

四、质量管理与监督

受试者保护体系过程管理与监督流程见图 5-5。

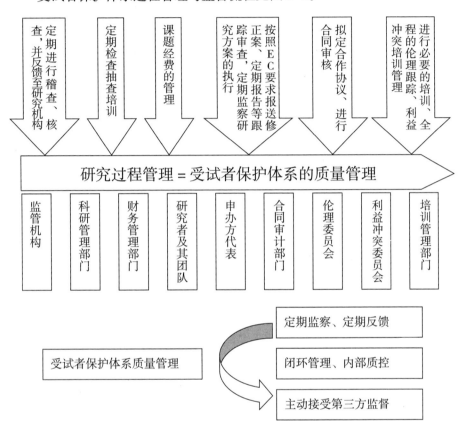

图 5-5　受试者保护体系过程管理与监督流程图

五、不良事件，方案偏离 / 违背，SUSAR 的报告与管理

（一）严重不良事件的报告及管理

严重不良事件的报告及管理见图 5-6。

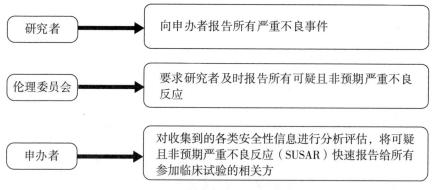

图 5-6　严重不良事件管理图

（二）安全性信息的报告途径

受试者保护体系中的不同角色如申办者、研究者、临床试验机构及伦理委员会都肩负着保护受试者安全的职责。相关方应通过沟通、审查安全性资料等方式来关注受试者的安全。

申办者作为临床试验的主体责任人，应当把保护受试者的权益和安全作为临床试验的基本考虑。伦理委员会有权暂停、终止未按照相关要求实施，或者受试者出现非预期严重损害的临床试验（图 5-7）。

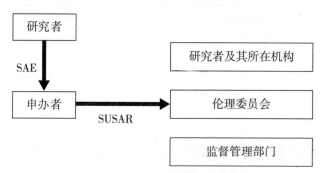

图 5-7　SAE 报告管理流程图

研究者提交申办方所有 SAE，并在收到申办者提供的临床试验的相关安全性信息后及时签收阅读，同时并向伦理委员会报告由申办者提供的SUSAR 报告。

（三）方案偏离与违背

根据方案偏离的严重程度分为轻微 PD 与重要 PD。

需要向伦理委员会报告的违背方案情况包括①重要的违背方案：研究纳入了不符合纳入标准或符合排除标准的受试者，符合中止试验规定而未让受试者退出研究；给予错误的治疗或剂量，给予方案禁止的合并用药等情况；可能对受试者的权益和健康，以及研究的科学性造成显著影响的情况。②持续违背方案（指同一事件反复发生 3 次或 3 次以上），或研究者不配合监查 / 稽查，或对违规事件不予以纠正。③方案定义的需向伦理委员会报告的违背方案的情况。

受试者保护体系的各部门应该在方案执行工程中联动，主动行动起来（表 5-1）。

表 5-1　主动 - 联动发现机制表

研究者	申办者	控部门	伦理委员会
• 及时报告 • 定期质控 • 详细分析	• 制定计划 • 如期执行 • 加强培训 • 及时整理 • 及时报告	• 制定计划 • 定期执行 • 受试者依从性管理 • 及时追踪 • 定期沟通	• 高效审查 • 及时与其他部门沟通

受试者保护体系应该加强监管，做到以下几点：①反思研究监管的制度（设计应覆盖试验全程）。②监察制度落实，定期监察及对监察开展的情况进行追踪。③进行反思教育和实施培训制度。④反思沟通协调的情况。

同时加强沟通与协调，包括①内部协调：受试者保护项目（Human Research Protection Program，HRPP）办公室与各部门的沟通和协调。②对外沟通：与申办方、CRO 的沟通。③其他：与其他中心的交流和制度学习。

下

篇

第六章　临床试验机构风险控制与质量管理的关键环节

新版 GCP 中要求"临床试验机构应当设立相应的内部管理部门，承担临床试验管理工作"，临床试验机构和研究者作为实施临床试验并对临床试验质量及受试者权益和安全负责的现场负责人，在整个临床试验的风险控制和质量管理中起到至关重要的作用。

同时，要基于风险进行质量管理。识别风险是进行质量管理的前提，只有明确了影响临床试验关键环节和数据的风险，才能采取有效的措施保护受试者的权益和安全，保证临床试验结果的可靠性。临床试验过程中主要的风险来自两方面：一方面是试验方案的不依从，导致无法达到预期的研究目的和研究结果；另一方面是试验用药品本身对受试者的潜在损害而产生的安全性问题。本章节主要列举了临床试验机构在受试者的风险识别、控制及临床试验过程管理中的关键环节，涉及关键环节的主要 SOP 有不良事件及严重不良事件的处理、严重不良事件及非预期严重不良反应报告、防范和处理受试者损害及突发事件的预案、研究者的培训及任命、质量保证及质量控制等，以供临床试验机构参考使用。

本章节列举的 SOP 包括以下文件（表 6-1）。

表 6-1　SOP 汇总表

序号	SOP 名称
1	不良事件及严重不良事件的处理
2	严重不良事件及非预期严重不良反应报告
3	防范和处理受试者损害及突发事件的预案
4	研究者的培训及任命
5	其他研究人员的培训及任命
6	质量保证及质量控制
7	临床试验的稽查与检查

第一节　不良事件及严重不良事件的处理

一、目的

旨在规范临床试验不良事件的判断标准，保证试验过程中发生的所有不良事件都能够按照方案及现行法规的要求进行记录和报告。

二、适用范围

所有医院承担的 Ⅰ～Ⅳ 期药品、医疗器械、诊断试剂的临床试验。

三、不良事件的定义

不良事件（adverse event，AE），指受试者接受试验用药品或试验用器械后出现的所有不良医学事件，表现为症状体征、疾病或者实验室检查异常，但不一定与试验用药品或试验用器械有因果关系。

严重不良事件（serious adverse event，SAE），指受试者接受试验用药品或试验用器械后出现死亡、危及生命、永久或者严重的残疾或者功能丧失，受试者需要住院治疗或者延长住院时间，以及先天性异常或者出生缺陷等不良医学事件。［延长住院时间是指预计外住院和因治疗需要住院却不做任何特别处理（安静治疗）的病例，不包括因受试者本人意愿而住院的情况，和非医学原因（如病床周转、入院手续延迟等）导致的延迟入院或非治疗目的的留院观察。］

四、不良事件记录的标准操作规程

所有的 AE 都必须按照试验方案及病历书写要求详细记录名称、开始及结束时间、处理措施等。此外，还需要根据试验方案的规定，判断并记录 AE 与试验用药品／医疗器械的关联性、AE 严重程度分级、AE 的转归等。

如果方案中没有明确要求，Ⅱ～Ⅲ 期临床试验 AE 的关联性判断参照《中药新药临床研究一般原则》的 5 级判定标准。

Ⅳ期临床试验 AE 的关联性判断参照 2005 年国家药品不良反应监测中心《药品不良反应报告和监测工作手册》的 6 级判定标准。

《中药新药临床研究一般原则》中的不良事件与试验用药品的关联性判断依据见表 6-2。《药品不良反应报告和监测工作手册》中的不良事件与试验用药品的关联性判断依据见表 6-3。《中药新药临床研究指导原则》中的不良事件严重程度的判断依据见表 6-4。依据 CDISC 标准的不良事件转归的判断见表 6-5。

表 6-2　不良事件与试验用药品的关联性判断表

判断指标	判断结果				
	肯定	很可能	可能	可疑	不可能
1. 开始用药的时间和可疑出现的时间是否有合理的先后关系	＋	＋	＋	＋	＋
2. 可疑 ADR 是否符合该药品已知 ADR 类型	＋	＋	＋	－	－
3. 所怀疑的 ADR 是否可以用患者的病理情况、合并用药、并用疗法或曾用疗法来解释	－	－	±	±	±
4. 停药或降低剂量可疑的 ADR 是否减轻或消失	＋	＋	±	±	?
5. 再次接触可疑药品后是否再次出现同样反应	＋	?	?	?	－

注：＋表示肯定；－表示否定；±表示肯定或否定；? 表示情况不明；药物不良反应（adverse drug Reaction，ADR）。

表 6-3　不良事件与试验用药品关联性表

	1	2	3	4	5
肯定	＋	＋	＋	＋	－
很可能	＋	＋	＋	?	－
可能	＋	±	± ?	?	± ?
可能无关	－	－	± ?	?	± ?
待评价	需要补充材料才能评价				
无法评价	评价的必须资料无法获得				

注：＋表示肯定；－表示否定；±表示难以肯定或否定；? 表示不明；1 表示用药与不良反应/事件的出现有无合理的时间关系；2 表示反应是否符合该药已知的不良反应类型；3 表示停药或减量后，反应是否消失或减轻；4 表示再次使用可疑药品是否再次出现同样反应/事件；5 表示反应/事件是否可用并用药的作用、患者病情的进展、其他治疗的影响来解释。

表 6-4   不良事件严重程度表

轻度	受试者可忍受，不影响治疗，不需要特别处理，对受试者康复无影响
中度	受试者难以忍受，需要撤药或做特殊处理，对受试者康复有直接影响
重度	危及受试者生命，致死或致残，需立即撤药做紧急处理

表 6-5   不良事件转归表

死亡	导致生命结束（须收集死亡原因和死亡时间）
未痊愈 / 未缓解	AE 经治疗后，症状未改善 / 未恢复
痊愈	AE 经治疗后，症状完全消失，且没有后遗症状
症状消失但有后遗症	AE 经治疗后，症状已消失但留有后遗症（记录时应注明后遗症的名称或表现）
缓解	AE 经治疗后，症状改善
不详	情况不明，未进行跟踪观察、记录，或受试者拒绝

注：后遗症指永久的或长期的生理机能障碍，注意与恢复期或恢复阶段的某些症状进行区分。

五、不良事件的报告和随访

试验方案中规定的、对安全性评价重要的不良事件和实验室异常值，应当按照试验方案的要求和时限向申办者报告。所有的 AE 都应该随访到症状消失或研究者认为不需要再随访为止。每次随访后，应详细记录随访日期、处理措施、AE 转归等信息。

六、严重不良事件的处理和报告标准操作规程

1.SAE 的处理

研究者获知 SAE 后，首先应判断受试者目前的状态，并根据常规医疗程序对其进行治疗。必要时，启动应急措施（具体内容可参见各临床专业科室的应急预案），使受试者病情 / 症状尽快稳定。

2.SAE 的报告

除试验方案或者其他文件（如研究者手册）规定不需立即报告的严重不良事件外，研究者应立即向申办者书面报告所有严重不良事件，随后应当及时提供详尽的书面随访报告。

每次随访后，研究者都应该填写严重不良事件报告表，参照严重不良事件报告表（CO.014.03）向有关各方报告。

如无法联系到受试者，或受试者拒绝随访，也应及时在原始文件中记录。

第二节 严重不良事件及非预期严重不良反应报告

一、目的

旨在规范临床试验严重不良事件及非预期严重不良反应报告的流程，保证试验过程中发生的所有严重不良事件及非预期严重不良反应能够按照《药物临床试验期间安全性数据快速报告标准和程序》和《医疗器械临床试验质量管理规范》的要求进行报告。

二、适用范围

所有医院承担的Ⅰ～Ⅳ期药物和医疗器械临床试验。

三、定义

1. 药物严重不良事件

药物严重不良事件是指受试者接受试验用药品后出现死亡、危及生命、永久或者严重的残疾或者功能丧失、受试者需要住院治疗或者延长住院时间，以及先天性异常或者出生缺陷等不良医学事件。

2. 医疗器械严重不良事件

医疗器械严重不良事件是指受试者在医疗器械临床试验过程中发生的死亡或者健康状况严重恶化的事件，包括致命的疾病或者伤害、身体结构或者身体功能的永久性缺陷、需住院治疗或者延长住院时间、需要进行医疗或者手术介入以避免对身体结构或者身体功能造成永久性缺陷；导致胎儿窘迫、胎儿死亡或者先天性异常、先天缺损等事件。

3. 药物不良反应

药物不良反应是指临床试验中发生的任何与试验用药品可能有关的、

对人体有害或者非期望的反应。试验用药品与不良事件之间的因果关系至少有一个合理的可能性，即不能排除相关性。

4. 药物可疑且非预期严重不良反应

药物可疑且非预期严重不良反应是指受试者接受试验用药品后出现的临床表现的性质和严重程度超出了试验用药品研究者手册、已上市药品的说明书或者产品特性摘要等已有信息的可疑且非预期的严重不良反应。包括：①导致死亡。②危及生命，严重患者即刻存在死亡的风险，并非是指假设将来发展严重时可能出现死亡。③导致住院或住院时间延长。④永久或显著的功能丧失。⑤致畸、致出生缺陷。⑥其他重要医学事件。研究者必须运用医学和科学的判断决定是否对其他的情况加速报告，如重要医学事件可能不会导致受试者立即危及生命、死亡或住院，但如需要采取医学措施来预防如上情形之一的发生，也通常被视为是严重不良反应事件。

四、严重不良事件报告的标准操作规程

1. 药物严重不良事件报告

研究者按照不良事件及严重不良事件的处理中 SAE 处理和报告的程序立即向申办者进行报告。

研究者收到申办者提供的临床试验的相关安全性信息后应当及时签收阅读，并考虑受试者的治疗是否要进行相应调整，必要时尽早与受试者沟通，并向伦理委员会报告由申办方提供的可疑且非预期的严重不良反应。

涉及死亡事件的报告，研究者应当向申办者和伦理委员会提供其他所需要的资料，如尸检报告和最终医学报告。

2. 药物非预期严重不良反应报告

申办者收到任何来源的安全性相关信息均应当立即分析评估，包括严重性、与试验用药品的相关性及是否为预期事件等。申办者应当将可疑且非预期的严重不良反应快速报告给所有参加临床试验的研究者及临床试验机构、伦理委员会，同时按照《药物临床试验期间安全性数据快速报告标准和程序》规定的时限向药品监管部门报告。

3. 医疗器械严重不良事件报告

当医疗器械临床试验出现严重不良事件时，研究者应当立即对受试者

采取适当的治疗措施，同时书面报告所属的临床试验机构，并经临床试验机构发布书面文件通知申办者。研究者应当在获知严重不良事件的规定时间内，向申办者、医疗器械临床试验机构办公室、伦理委员会报告，并按照试验方案的规定随访严重不良事件，提交严重不良事件随访报告。

申办者应当在获知死亡或者危及生命的临床试验医疗器械相关严重不良事件后的 7 日内，获知非死亡或者非危及生命的试验医疗器械相关严重不良事件和其他严重安全性风险信息后的 15 日内，向参与临床试验的其他医疗器械临床试验机构、伦理委员会及主要研究者报告，向申办者所在地省、自治区、直辖市药品监督管理部门报告，向医疗器械临床试验机构所在地省、自治区、直辖市药品监督管理部门和卫生健康管理部门报告，并采取风险控制措施。

当出现可能影响受试者安全、可能影响医疗器械临床试验实施、可能改变伦理委员会同意意见的信息时，研究者应当及时对临床试验方案、知情同意书和其他提供给受试者的信息，以及其他相关文件进行修改，并提交伦理委员会审查。

如研究者报告的时间超过规定时间，应在严重不良事件报告表（CO.014.03）中说明原因。

机构办公室在收到研究者提交的严重不良事件相关报告和确认文件原件后，交由机构档案管理员保存在该项目的研究者文件夹中。

五、附件

具体文件见表 6-6。

表 6-6 附件汇总表

附件	文件名称	格式编号
1	附件 1：安全性信息接收及报告表	CO.014.01
2	附件 2：SAE 报告确认表（药品、器械）	CO.014.02
3	附件 3：严重不良事件报告表（SAE）	CO.014.03

附件 1　安全性信息接收及报告表

试验名称	
试验编号	
安全性信息告知时间	___年___月___日

研究者接收

研究者将对以下内容评估：

受试者的治疗是否需要调整	□ 否 □ 是 ➜ 修改方案：□ 否　□ 是　简要描述：_____
需要就安全性信息与受试者沟通	□ 否 □ 是 ➜ 预计沟通时间：___年___月___日 预计沟通方式：_____
安全性信息是否涉及 SUSAR	□ 否 □ 是 ➜ 向伦理委员会报告 报告时间：__年__月__日

备注

我收到申办方提供的本临床试验的相关安全性信息，并已阅读。

/　/

研究者　　　　　　　　　签　名　　　　　　签名日期（　/　/　）

机构接收

备注

机构办公室收到申办方提供的本临床试验的相关安全性信息，并已存档。

/　/

机构办公室　　　　　　　签　名　　　　　　签名日期（　/　/　）

附件2 SAE 报告确认表（药品、器械）

确认日期：___年___月___日

试验名称			
试验编号		受试者编号	
报告类型	□ 首次报告 □ 随访报告 □ 总结报告		
SAE 发生日期	___年___月___日	研究者获知时间	___年___月___日

请确认已向下述各方完成报告：

研究者 ➜ 机构办公室	提交方式： □ 传真 ➜　　　传真记录：□ 打印 □ 未打印 □ 无法打印 □ 面交 ➜　　　交接记录：□ 有 □ 无 □ 邮件 ➜　　　邮件记录：□ 有 □ 无 提交时间：___年___月___日___时___分
研究者 ➜ 申办者	提交方式： □ 传真 ➜　　　传真记录：□ 打印 □ 未打印 □ 无法打印 □ 面交 ➜　　　交接记录：□ 有 □ 无 □ 邮件 ➜　　　邮件记录：□ 有 □ 无 提交时间：___年___月___日___时___分
研究者 ➜ 伦理委员会（死亡事件）	提交方式： □ 传真 ➜　　　传真记录：□ 打印 □ 未打印 □ 无法打印 □ 面交 ➜　　　交接记录：□ 有 □ 无 □ 邮件 ➜　　　邮件记录：□ 有 □ 无 提交时间：___年___月___日___时___分

研究者　　　　　　　　　签　名　　　　　　签名日期（ / / ）

机构办公室　　　　　　　签　名　　　　　　签名日期（ / / ）

伦理委员会　　　　　　　签　名　　　　　　签名日期（ / / ）

附件 3 严重不良事件报告表（SAE）

新药临床研究批准文号：   编号：

报告类型	□ 首次报告　□ 随访报告　□ 总结报告	报告时间： ___年 ___月 ___日
医疗机构及专业名称	医院 /　　　　科	电话：
申办者		电话：
试验用药品名称	中文名称： 英文名称：	
药品注册分类及剂型	□中药　□化学药　□治疗用生物制品　□预防用生物制品 □其他_____　　注册分类：_____　　剂型：_____	
临床研究分类	□Ⅰ期　　□Ⅱ期　　□Ⅲ期　　□Ⅳ期　临床试验适应证： □生物等效性试验　　□临床验证	

受试者基本情况	姓名拼音缩写：	出生日期：	性别：□男　□女	身高（cm）：	体重（kg）：
	合并疾病及治疗：□有　□无 1. 疾病：_____　　治疗药物：_____　　用法用量：_____ 2. 疾病：_____　　治疗药物：_____　　用法用量：_____ 3. 疾病：_____　　治疗药物：_____　　用法用量：_____				

SAE 的医学术语（诊断）	
SAE 情况	□死亡 _____年 ___月 ___日 □导致住院　□延长住院时间　□伤残　□功能障碍 □导致先天畸形　□危及生命　□其他_____
SAE 发生时间：_____年 ___月 ___日	研究者获知 SAE 时间：_____年 ___月 ___日
对试验用药采取的措施	□继续用药　□减小剂量　□药物暂停后又恢复　□停用药物
SAE 转归	□症状消失（后遗症　□有　□无）　□症状持续
SAE 与试验药的关系	□肯定有关　□可能有关　□可能无关　□肯定无关　□无法判定
SAE 报道情况	国内：□有　□无　□不详；国外：□有　□无　□不详
SAE 发生及处理的详细情况：	

报告单位名称：

报告人职务 / 职称：   报告人签名：

第三节　防范和处理受试者损害及突发事件的预案

一、目的

旨在积极防范和处理受试者损害，防范、控制和消除临床试验中突发事件造成的危害，保护受试者的安全。

二、适用范围

所有医院实施的Ⅰ～Ⅳ期药物及医疗器械、诊断试剂临床试验。

三、受试者损害及突发不良事件定义

受试者损害是指受试者在临床试验中发生的不良事件、严重不良事件、药物不良反应、不可预见的新的药物不良反应、突发事件等。

1. 药物不良反应

药物不良反应指临床试验中发生的任何可能与试验用药品有关的对人体有害或者非期望的反应。试验用药品与不良事件之间的因果关系至少有一个合理的可能性，即不能排除相关性。

2. 不良事件

不良事件指受试者接受试验用药品后出现的所有不良医学事件，可以表现为症状体征、疾病或者实验室检查异常，但不一定与试验用药品有因果关系。

3. 严重不良事件

严重不良事件指受试者接受试验用药品后出现死亡、危及生命、永久或者严重的残疾或者功能丧失、受试者需要住院治疗或者延长住院时间，以及先天性异常或者出生缺陷等不良医学事件。

4. 新的药物不良反应

新的药物不良反应指药物说明书中未载明的不良反应。

5. 突发事件

突发事件指突然发生、无法预料、可能影响机构各项新药临床试验的正常进行、可能危及受试者健康的事件，包括集体中毒、传染病流行、事故灾难、战争、自然灾害。

四、应急组织管理

1. 范围

将药物临床试验中受试者损害及突发事件的应急组织管理纳入医院突发事件应急管理。

2. 运行管理

成立药物临床试验受试者损害及突发事件应急领导小组，领导小组由医院主管院长做总指挥，相关处室负责人由医学伦理委员会和药物临床试验机构办公室成员组成。办公室设在药物临床试验机构。

3. 伦理委员会

伦理委员会以《赫尔辛基宣言》为宗旨，工作内容依据《药物临床试验质量管理规范》（GCP），充分保障受试者的权益，审议临床试验相关的医学伦理事项，负责发生不良事件后的协调和领导工作。

4. 日常管理工作

药物临床试验机构办公室为临床试验日常的业务管理部门，负责药物临床试验的业务指导，组织各专业学习医院突发事件应急管理相关文件，围绕该文件制定本临床专业的应急预案并实施，同时负责临床试验日常的监督检查、信息沟通与组织协调工作，以及突发事件的报告。

5. 参与人员

参与人员为临床试验涉及的各专业科室医师、护士、技师、ICU 救护专业人员、后勤保障人员、安全保卫人员。

6. 临床试验突发事件

临床试验突发事件的医疗、急救、收治会诊、制定诊疗、处置、计划的实施参照医院制定的《突发公共事件医疗救治应急预案》执行。

五、受试者损害及突发事件的监测和管理

积极的预防和严格的管理是减少受试者损害发生及减轻损害程度的根本途径。

（一）积极预防

积极做好药物临床试验研究人员的培训，研究人员开展临床试验前应经过 SOP 的相关培训及急救培训。各科室应有专人负责定期检查应急仪器设备，负责设备使用后的消毒和定期维护。废弃物应根据医疗垃圾分类进行相应的处置。

（二）防范措施

1. 机构办公室

机构办公室遵照《药物临床试验质量管理规范》《药品注册管理办法》等法规及机构制定的制度与 SOP 对临床试验发起人的资质、条件及项目性质与内容进行审核；对研究人员的资质、科室条件等进行审核；及时组织研究人员学习新的法规、SOP；定期对试验项目进行质控。

2. 伦理委员会

临床试验方案需经伦理委员会审议同意后方能实施。临床试验期间，试验方案的任何修改均需经过伦理委员会批准后方能执行，试验中发生严重不良事件需及时向伦理委员会报告。

3. 研究医生

参与新药临床试验的研究医生应经过 GCP 培训，并考核合格取得相关证书。各专业从事药物临床试验的项目负责人及主要研究者，职称应在副高及以上，具有处理不良事件的能力和及时上报事件的责任心。

4. 负责急救药品保管的人员

负责急救药品保管的人员需经过 GCP 培训。试验前应当检查急救药品的保存及准备是否充分，检查急救药品的质量包括品名、数量、批号、有效期等，对过期或发现变质的药品及时更换。

5. 研究者

研究者应认真学习研究者手册、试验方案，根据研究方案严格掌握药物临床试验的纳入标准和排除标准。药物临床试验启动前，项目负责人应召集参加药物临床试验的研究医生、药品管理员、档案管理员、研究护士等熟悉申办者提供的与临床试验有关的资料、文献，研读研究者手册，讨论试验方案。研究者应了解并熟悉试验用药品的性质、作用、疗效及安全性，同时也应掌握临床试验进行期间发现的所有与该药物有关的新信息，预测药物可能对受试者产生的危害（近期及远期），并针对其危害认真研究并制定相应抢救方案。临床试验开始前，各种抢救设备和急救药品及时到位，确保出现受试者损害及突发事件时，受试者能在第一时间得到救治。

6. 受试者

受试者参加试验应是自愿的，而且有权在试验的任何阶段退出试验而不会遭到歧视或报复，其医疗待遇与权益不会受到影响。受试者参加试验及在试验中的个人资料均属保密。必要时，药品监督管理部门、伦理委员会或申办者可以按规定查阅参加试验的受试者资料。应让受试者了解试验目的、试验的过程与期限、检查操作、受试者预期可能的受益和风险，告知受试者可能被分配到试验的不同组别。受试者必须有充分的时间考虑是否愿意参加试验，对无能力表达同意的受试者，应由研究者向其法定代理人提供上述介绍与说明。如发生与试验相关的损害时，受试者可以获得治疗和相应的补偿。受试者自愿同意参加临床试验的过程，须以签名和注明日期的知情同意书作为文件证明。如发现涉及试验用药品的重要新资料则必须将知情同意书做书面修改，递交伦理委员会批准后，再次取得受试者知情同意。受试者有配合研究者的义务，有任何不适应及时向研究者反映。

7. 管理人员和研究人员

管理人员和研究人员应密切注意有关部门与媒体对"可预测突发事件"（如自然灾害、传染病疫情等）的预报，及时将受试者转移到安全的地方，并采取针对性的预防措施。对于门诊受试者和门诊随访者，应提前通知受试者，并妥善安排访视时间，以保障受试者的安全。

管理人员和研究人员应重视医患沟通，关心受试者，包括对其整体健康及家人医疗问题的关心协助，提高患者对医生的信任度及随访的顺应性。在受试者出现任何不良事件时，受试者可根据知情同意书上的研究者电话与研究者直接联系。

（三）处理及抢救措施

1. 突发事件的通知程序

不管在院内还是院外，受试者无论发生哪类医疗突发事件，在组织现场抢救的同时应及时通知受试者损害及突发事件应急领导小组。有急救任务时，上班时间通知机构办公室、医务处、专业负责人；下班时间通知行政总值班。

领导小组人员初步判断突发公共卫生事件的性质，并决定是否向上级行政部门报告，判断是否启动突发公共卫生事件应急预案。

2. 受试者发生损害时处理

如果受试者返我院就诊，首诊者在抢救或处理的同时通知主诊医生及研究者。主诊医生及研究者应立即进行抢救或处理，同时通知主要研究者。必要时邀请医院 ICU 或其他科室会诊，协助抢救或处理。在此过程中，若出现协调困难或资源调配不便，研究者应立即向医务处和机构负责人汇报，请求指导处理。

如果受试者不便回院就诊，应建议受试者到当地医院进行处理和治疗。研究者应密切关注受试者病情变化，同时向主要研究者汇报，并将处理意见及时反馈给受试者，受试者病情好转后可转回医院继续治疗。

研究者还应与申办方联系征求处理意见，讨论受试者是否需要停用试验用药品及退出临床试验。如果符合严重不良事件，应参照不良事件及严重不良事件的处理中 SAE 处理和报告的程序进行处理。

3. 自然灾害

（1）火灾：①一旦发现火灾，火情现场发现人应第一时间告知值班医生／护士，并拨打火警电话 119。在火灾的初期阶段，可使用干粉灭火器进行灭火。②值班医生通知总值班及保卫处。③护士紧急组织受试者进行疏散，确保受试者的安全。④疏散完毕后到门口引导消防车至现场。⑤根

113

据情况判断是否上报有关部门。

（2）地震：①一旦发生地震，值班医生及护士维护秩序，迅速组织受试者安全撤离至空旷区域。②如受试者有未及时撤离者，应立即联系保卫处、总值班室、医务处组织开展救助工作。③对于现场需要实施医疗救治的受试者，Ⅰ期试验医护人员需立即采取医疗救护手段，待受试者情况平稳后将其转送至医疗站。

4. 其他情况（如停电）

停电：①一旦发生停电，应立即通知机构试验药房、Ⅰ期病房及实验室相关人员。②安排人员立即与电工室联系。③应与总值班室联系，由总值班人员通知主管院长，采取相应紧急措施，通知电工室抓紧抢修。④在等待过程中试验药房管理人员和实验室值班人员应密切关注药品或生物样本的储存情况，Ⅰ期病房护士与医生共同巡视病房，了解受试者情况。

（四）事故报告与应急处置预案的启动

1. 事故报告

受试者的临床试验研究人员（研究者、研究护士、CRC）是事故报告的责任报告人，药物临床试验机构为责任报告单位。责任报告人发现受试者出现异常情况时，应立即向专业负责人报告；在确定受试者病情后立即上报应急领导小组。应急领导小组组长在接到通知或报告后立即启动应急预案。

2. 报告内容

报告内容包括事故发生的时间、地点、受试者异常情况和临床症状、病例数、是否死亡、研究人员感染情况、已采取的控制措施、报告的部门和个人、联系方式等。

3. 报告要求

AE报告参照严重不良事件报告表进行报告。

研究者应按照医院相关规定向受试者家属公布受试者的病重/病危通知，并采取相应的医疗措施。

4. 应急反应

药物临床试验受试者发生损害（严重不良反应）后，本专业科室的研究人员应立即将有关情况通知应急领导小组组长或联络员，同时启动本专业科室的药物临床试验应急预案。应急小组组长接到报告后启动应急预案，通知应急小组成员第一时间赶往现场，同时立即（24小时内）通知申办者、伦理委员会和药品监督管理部门。小组成员到达现场后，对现场进行事故调查和评估，按实际情况及工作职责进行救治，参与制定受试者治疗方案，对受试者的应急处理进行技术指导。

5. 培训和演习

应急领导小组应定期组织医疗相关管理部门（医务处）对各专业药物临床试验科室的研究人员进行应急处理相关知识、技能的培训，以及针对各专业科室的应急预案进行多次演习。

第四节　研究者的培训及任命

一、目的

旨在建立研究者培训及任命机制，保证本机构参与临床试验的研究者都接受过 GCP 培训并了解临床试验的全过程，保证研究者在规定的期限内完成临床试验。

二、适用范围

所有在本机构内参与临床试验的医师。

三、研究者

1. 研究者的基本要求

研究者的基本要求包括：①在医院注册的临床医师。②遵循伦理原则和科学的原则，在设计和执行临床试验中，始终把保护受试者权利放在首位。③熟知并遵守临床研究相关的法律法规和指导意见；遵照研究方案或计划的要求、机构标准操作规程、科研诚信原则和工作规程中有关受试者保护的部分，以及伦理委员会的决定进行临床操作及报告。明确知晓医院受试者保护体系监管范围，并在适当的时候寻求指导。④熟悉申办者提供的试验方案、研究者手册、试验用药品相关资料信息。⑤对临床试验方法、法规、指南有疑虑时，能得到有经验的研究者在学术上的指导。⑥能够识别和披露财务利益，根据国家法规、受试者保护制度、药物临床试验机构的相关政策要求，管理、缩小或消除、避免利益冲突。⑦有实施临床试验的时间和精力，可在临床试验约定的期限内按照试验方案入组足够数量受试者。⑧具有使用临床试验所需医疗设施的权限，能够正确、安全地实施临床试验。⑨接受申办者（或申办者委托的第三方）的监查及稽查。⑩接受药品监督管理部门的检查。⑪对每项研究的其他研究人员、实习生等均可进行有效监管。

2. 研究者的培训

所有研究者在参与临床试验前，都必须经过 GCP 及临床试验相关技能培训，并获得研究者任命书。首次申请研究者任命的医师、护士或技师，须完成规定时间的 GCP 及临床试验相关技能培训，方可申请研究者资格。已经获得研究者任命的研究者或研究护士，须在资格到期前向机构办公室提交培训记录表，研究者只有在有效期内完成不少于规定时间的 GCP 及临床试验相关技能培训，才可以继续保持研究者资格。

机构办公室每年应向研究者提供不低于规定时间的临床试验相关技能培训（包括院内培训及院外培训、研讨班、会议等），以保证所有研究者均有保持研究者资格的机会。培训的内容包括但不限于：法规及规范类；临床试验技术指导原则；本机构临床试验操作的标准操作规程；临床流行病学、统计方法学、循证医学相关内容的学习和培训。

3. 研究者的任命

机构办公室收到申请者填写的研究者资格申请表及研究者履历表后，审核申请者是否符合研究者资格，确认后由机构办公室主任签发研究者任命书。每次的研究者任命有效期为 3 年，已获得研究者任命的研究者，在资格到期前，需向机构提交培训记录表方可继续保留研究者资格，续任的研究者无须重新发放研究者任命书。如研究者未达到继续保持研究者资格的条件，或者未及时提交培训记录表，机构办公室有权中止其研究者资格。对于仍参与在研项目的研究者，限其 10 个工作日内提交记录；对于未参加临床研究的研究者则暂停其研究者资格，须重新培训考核，成绩合格并向机构补充提交培训记录表后，方可重新获得研究者资格。

四、附件

具体文件见表6-7。

表6-7　附件汇总表

附件	文件名称	格式编号
1	附件1：培训记录表	HR.001.01
2	附件2：研究者资格申请表	HR.001.02
3	附件3：研究者履历表	HR.001.03
4	附件4：研究者任命书	HR.001.04

附件 1　培训记录表

培训记录表

记录期间：　　　　　　　　　　科　室：

姓　名：　　　　　　　　　　　　职　称：

培训记录

培训日期	培训时间	培训内容	培训方式
	___小时		
	___小时		
	___小时		
	___小时		
	___小时		
	___小时		
	___小时		
	___小时		
	___小时		
	___小时		
	___小时		
	___小时		

　　培训时间以 0.5 小时为最小单位，培训时间超过 10 分钟，但不到 30 分钟，按照 0.5 小时计算，超过 30 分钟，但不到 60 分钟，按 1 小时计算。

备　注

签　名　　　　　　　　　　　　　　　　签名日期（　　/　　/　　）

附件 2　研究者资格申请表

申 请 人：＿＿＿＿＿＿＿　　　　科　室：＿＿＿＿＿＿

申请日期：＿＿＿＿＿＿＿　　　　职　称：＿＿＿＿＿＿

请确认是否符合以下条件

在医院注册的临床医师／技师	□是　□否
对临床试验方法、法规、指南有疑虑时，可以找到具有丰富经验或者能得到有经验的研究者在学术上的指导	□是　□否
熟知临床研究相关的法律法规，明确知晓医院受试者保护体系监管范围	□是　□否
能够识别和披露财务利益，根据国家法规、受试者保护体系制度、药物临床试验机构的相关政策要求，能够管理、缩小或消除、避免利益冲突	□是　□否
有实施临床试验的时间和精力	□是　□否
紧急情况下，可调动必需的急救设施	□是　□否
接受申办者（或其委托的第三方）的监查	□是　□否
接受申办者（或其委托的第三方）的稽查	□是　□否
接受药品监督管理部门的视察	□是　□否
对于每项研究及其他研究人员、实习生等可履行监管职责	□是　□否
已完成 8 小时的 GCP 及临床试验相关技能培训	□是　□否

备　注

＿＿＿＿＿＿＿＿＿＿＿＿＿＿＿＿＿＿　　　　　　　　＿＿＿＿／＿＿＿／＿＿＿

申请人签名　　　　　　　　　　　　　　　　签名日期（　／　／　）

附件3 研究者履历表

研究者姓名：_____   科　室：_____

履历完成日期：_____   职　称：_____

教育背景　　　　　　　　　　　　　　　　　每个专业填写最高学历即可

期间	学位	院系	学校名称

临床试验相关经验　　　　　　　□无　　　　　选择最重要的经历填写

试验领域	试验分期	研究分工	数量
			项
			项

与临床试验相关的培训　　　　　　　　　　　选择最重要的培训填写

培训日期	培训形式	培训题目或内容

发表学术论文数量

□ 0篇	□ 1～10篇	□ 11～20篇	□ 21～50篇	□ 超过50篇

出版专著数量

□ 0部	□ 1～5部	□ 6～10部	□ 11～20部	□ 超过20部

备　注

_____　/ 　/

研究者签名　　　　　　　　　　　　签名日期（　/ 　/ 　）

附件4 研究者任命书

研究者任命书

_____医师 / 技师 / 护士：

我很荣幸通知您，您已经获得在 _____ 医院担任研究者 / 研究护士的资格。

作为研究者，您需要遵守以下事项：

1. 与申办者共同制定试验方案并严格按照方案实施临床试验。

2. 熟悉每一项试验的试验用药品 / 医疗器械的性质、作用、疗效及安全性。

3. 保证有充分的时间在方案规定的期限内实施和完成临床试验。

4. 保证受试者在试验期间出现不良事件时得到适当的治疗。

5. 保证在获知 SAE 后的规定时间内向申办者报告，并及时向伦理委员会报告。

6. 保证将数据真实、准确、完整、及时、合法地载入病历和病例报告表。

7. 在实施临床试验时，保证受试者的安全高于该临床试验的科学性和社会性。

年　　月　　日

办公室主任

国家药物临床试验机构

医院

第五节　其他研究人员的培训及任命

一、目的

旨在建立试验协调员的培训及任命机制，保证本机构参与临床试验的协调员能够合理合法地在研究者与申办者、受试者之间进行有效的协调；建立质控员的培训及任命机制，保证质控员有足够的能力对临床试验进行质量控制；建立药品管理员的培训及任命机制，保证药品管理员有足够的能力管理药品。

二、适用范围

在本机构内担任试验协调员、药品管理员和质控员的工作人员。

三、试验协调员

1. 试验协调员的基本要求

试验协调员的基本要求包括：①有足够的时间与精力实施临床试验。②临床医学或护理学相关背景。③接受过必要培训，熟悉临床试验全过程。

2. 试验协调员的工作范围

试验协调员是研究者与申办者、受试者之间的协调者，主要职责是协助研究者完成试验相关的非医学事务，包括但不限于：受试者接待及随访预约、协助试验用药品管理、监查员接待、CRF 填写等。

3. 试验协调员的培训

为获得试验协调员资格，申请人必须完成不低于规定时间的 GCP 及临床试验相关技能培训。获得试验协调员资格后，每年必须完成不低于规定时间的 GCP 及临床试验相关技能培训。除此之外，每一项试验开始前，试验协调员须接受来自研究者或申办者（或申办者委托的第三方）的试验流程相关培训。

4. 试验协调员的任命

申请人完成必要的培训后，向机构办公室提交试验协调员申请表，由机构办公室主任审核并任命。主要研究者在获得机构办公室同意后，可以授权获得任命的试验协调员担任某一项临床试验的协调员。已获得任命的试验协调员，如当年未能达到保持其资格的条件，机构办公室有权中止其资格。

四、质控员

1. 质控员的基本要求

质控员的基本要求包括：①有足够的时间与精力实施临床试验的质控。②接受过必要培训，熟悉临床试验全过程。③能够调阅原始文件。

2. 质控员的工作范围

质控员负责审核临床试验的质量，包括但不限于：已签署知情同意书的质量、原始文件的填写质量、病例报告表的填写质量、研究者对试验方案/SOP 的依从性等。

3. 质控员的培训

为获得质控员资格，申请人必须完成不低于规定时间的 GCP 及临床试验相关技能培训。获得质控员资格后，每年必须完成不低于规定时间的GCP 及临床试验相关技能培训。

4. 质控员的任命

申请人完成必要的培训后，向机构办公室提交质控员申请表，由机构办公室主任审核并任命。已获得任命的质控员，如当年未能达到保持其资格的条件，机构办公室有权中止其资格。

五、药品管理员

1. 药品管理员的基本要求

药品管理员的基本要求包括：①有足够的时间与精力参加临床试验。②接受过必要培训，熟悉临床试验全过程。③有药品管理经验。

2. 药品管理员的工作范围

药品管理员负责审核临床试验的药品管理，包括但不限于：药品接收、药品日常维护、药品发放、药品回收、药房温湿度监测、药房冰箱温湿度监测等。

3. 药品管理员的培训

为获得药品管理员资格，申请人必须完成不低于规定时间的 GCP 及临床试验相关技能培训。获得药品管理员资格后，每年必须完成不低于规定时间的 GCP 及临床试验相关技能培训。

4. 药品管理员的任命

申请人完成必要的培训后，向机构办公室提交药品管理员申请表，由机构办公室主任审核并任命。已获得任命的药品管理员，如当年未能达到保持其资格的条件，机构办公室中止其资格。

六、附件

具体文件见表 6-8。

表 6-8　附件汇总表

附件	文件名称	格式编号
1	附件 1：试验协调员申请表	HR.002.01
2	附件 2：质控员申请表	HR.002.02
3	附件 3：药品管理员的申请表	HR.002.03

附件 1　试验协调员申请表

试验协调员申请

申　请　人：_____

申请日期：_____

请确认是否符合以下条件

有足够的时间与精力实施临床试验	□ 是　□ 否
临床医学或护理学相关背景	□ 是　□ 否
熟悉临床试验全过程	□ 是　□ 否
已完成规定时间的 GCP 及临床试验相关技能培训	□ 是　□ 否

备　注

┌───┐
│   │
│   │
└───┘

　　　　　　　　　　　　　　　　　　　　　　　　　　　　/　/
_____　　　　　　　　　　_____
申请人签名　　　　　　　　　　　　　　　　　签名日期（　/　/　　）

机构办公室主任批准
　　　□ 同意申请人在本机构担任试验协调员
　　　□ 不同意申请人在本机构担任试验协调员

　　　　　　　　　　　　　　　　　　　　　　　　　　　　/　/
_____　　　　　　　　　　_____
批准人签名（机构办公室主任）　　　　　　　　签名日期（　/　/　　）

附件 2　质控员申请表

质控员申请

　申　请　人：＿＿＿＿＿＿＿＿＿

　申请日期：　　＿＿＿＿＿＿＿＿＿

请确认是否符合以下条件

有足够的时间与精力实施临床试验	□ 是　□ 否
能够调阅原始文件	□ 是　□ 否
熟悉临床试验全过程	□ 是　□ 否
已完成规定时间的 GCP 及临床试验相关技能培训	□ 是　□ 否

备　注

　　　　　　　　　　　　　　　　　　　　　　　　　　　　　　　　　/　　/

申请人签名　　　　　　　　　　　　　　　　　　签名日期（　/　/　　）

机构办公室主任批准

　　　　□ 同意申请人在本机构担任质控员
　　　　□ 不同意申请人在本机构担任质控员

　　　　　　　　　　　　　　　　　　　　　　　　　　　　　　　　　/　　/

批准人签名（机构办公室主任）　　　　　　　　　签名日期（　/　/　　）

附件3　药品管理员申请表

药品管理员申请

　申 请 人：＿＿＿＿＿＿＿＿

　申请日期：＿＿＿＿＿＿＿＿

请确认是否符合以下条件

有足够的时间与精力参加临床试验	□是	□否
有药品管理经验	□是	□否
已完成规定时间的 GCP 及临床试验相关技能培训	□是	□否
熟悉临床用药品管理的全过程	□是	□否

备 注

＿＿＿＿＿＿＿＿＿＿＿＿＿＿＿＿＿＿＿＿＿＿＿　　　　　　　／　　／

申请人签名　　　　　　　　　　　　　　　签名日期（　　／　　／　　）

机构办公室主任批准
　　　　　□ 同意申请人在本机构担任药品管理员
　　　　　□ 不同意申请人在本机构担任药品管理员

＿＿＿＿＿＿＿＿＿＿＿＿＿＿＿＿＿＿＿＿＿＿＿　　　　　　　／　　／

批准人签名（机构办公室主任）　　　　　　签名日期（　　／　　／　　）

第六节　质量保证及质量控制

一、目的

旨在建立临床试验质量保证体系，使临床试验质量符合伦理学及中国相关法律法规的要求。

二、适用范围

所有医院承担的Ⅰ～Ⅳ期药物及医疗器械、诊断试剂临床试验。

三、质量保证体系

为保证临床试验质量，医院设立伦理委员会、专家委员会、SOP委员会、机构质控室和档案室5个科室/委员会，从各自的专业角度对临床试验质量进行审查（表6-9）。

表6-9　质量保证体系组成

名称	职责
伦理委员会	根据伦理和科学的原则，对临床试验进行审查和评估，保护受试者安全
专家委员会	由临床、数据及统计专家组成，对试验方案或试验过程中遇到的专业问题提供建议，保证临床试验的科学性
SOP委员会	制定临床试验标准操作规程，并按照实施情况进行修订，保证SOP的可操作性及对临床试验的指导性，防止相同错误的反复出现
机构质控室	监控临床试验的实施情况，保证临床试验对方案、SOP的依从性
档案室	保存临床试验相关文件，保证试验文件的完整性及准确性

四、质量控制流程

采取临床科室、机构二级质控模式，由机构质控室和科室质控员共同负责一级质控，机构质控室负责二级质控。

1. 试验启动前

二级质控员根据试验方案、试验流程制定质控计划。

在临床试验启动前（一般可在伦理委员会复审项目之前），二级质控员组织召开项目讨论会，沟通讨论项目存在的问题或疑问，接收申办方/CRO的质控计划，包括监查计划、稽查计划、定义关键数据点等。

2. 试验启动会

启动会上，二级质控员向临床科室介绍质控计划、常见质量问题、临床操作的注意事项。启动会后，一级质控员按照文件夹目录进行质控检查。

3. 试验期间

按照质控计划，一级质控员做到100%质控与核实，将质控发现记录在文件中，CRC负责质控问题的解决及回复。二级质控员按照质控计划进行质控和核实，审查质量问题的解决进度，审阅方案偏离报告等。

4. 试验结束时

一级、二级质控员对试验相关文件进行质控，对于质控发现的问题，二级质控员可组织参与各方讨论项目问题，共同商讨解决策略。待全部质控问题得到合适的回复后，二级质控员确认质控流程结束。

五、对临床试验过程中发现问题的处理

在试验实施过程中，如发现存在研究进度严重滞后、真实性问题、方案违背、SAE的报告与处理等问题，研究者需要对出现的问题进行解释并整改，否则机构将暂停或终止该临床试验。

六、附件

具体文件表6-10。

表6-10　附件汇总表

附件	文件名称	格式编号
1	附件1：质控计划表	QM.001.01
2	附件2：一级质控报告表	QM.001.02
3	附件3：对临床试验过程中发现问题的整改意见表	QM.001.03

附件 1 质控计划表

项目名称	
科室 / 主要研究者	
申办方、联系人及联系方式	
CRO、联系人及联系方式	
SMO、联系人及联系方式（如有）	

启动会时间		承接例数	
一级质控员		二级质控员	

关键数据及重点关注问题	1. 2. 3. 4. 5.
质控内容	研究者文件夹；ICF；研究病历；病例报告表 / 电子病例报告表；随机系统；日记卡；药房记录；科室设备记录；电子病历溯源；合并用药 / 检查报告 / 检验报告溯源
一级质控计划	1. 项目启动会后，针对研究者文件夹进行质控； 2. 项目进行中，根据项目情况制定一级质控计划（由一级质控员填写）； 3. 项目结束时，＿＿个工作日完成质控 一级质控员签字： 日期：
二级质控计划	1. 项目启动会后，针对研究者文件夹进行质控； 2. 项目进行中： □ 首例入组后＿＿个工作日　　□ 入组＿＿例后＿＿个工作日 □ 入组＿＿例后＿＿个工作日　　□ 入组＿＿例后＿＿个工作日 3. 项目结束时，一级质控后＿＿＿个工作日完成质控 二级质控员签字： 日期：
批准	机构办主任： 日期：

附件2　一级质控报告表

试验名称：

科室名称：

申办者名称：

CRO 名称：

项目 CRC：　　　　　　　　　　　　　一级质控员：

研究概况
是否为组长单位：_____
研究中心首次获得伦理批件日期：_____年____月____日
人类遗传资源批件日期：□ 不需要　□ 需要，_____年____月____日
审评中心临床试验登记：□ 否　□ 是，登记号_____
项目启动会日期：_____年____月____日
项目分期：_____期　计划入组____例
首次签署知情同意日期：_____年____月____日
第1例受试者入组日期：_____年____月____日
启动会质控情况
存在问题： 问题回复（CRC 回复）：
试验过程中质控情况
质控日期：_____年____月____日
病例编号（含访视）：_____
存在问题：
问题回复（CRC 回复）：　　　　　　　　　　　　日期：_____年____月____日
项目 CRC 签字：　　　　　　日期：
一级质控员签字：　　　　　　日期：

附件3 对临床试验过程中发现问题的整改意见表

对临床试验过程中发现问题的整改意见

试 验 名 称： _____

试 验 编 号： _____ 临 床 专 业： _____

专业负责人： _____ 研 究 者： _____

启 动 日 期： _____ 任务数/完成数： _____

发现问题 （描述）	对试验实施过程中的研究进度、真实性问题、方案违背、SAE 的报告与处理等问题进行描述： 请项目负责人针对上述问题给予解答！

　　　　　　　　　　　　　　　　　　　　　　　　　　　　　　　　/ 　/

机构办主任姓名　　　　　　　签名　　　　　　　签名日期（　 /　 /　　）

专业科室对问题的 解答与整改情况	

　　　　　　　　　　　　　　　　　　　　　　　　　　　　　　　　/ 　/

专业负责人姓名　　　　　　　签名　　　　　　　签名日期（　 /　 /　　）

对临床试验过程中发现问题的处理意见

试 验 名 称： _____

试 验 编 号： _____ 临 床 专 业： _____

专业负责人： _____ 研 究 者： _____

启 动 日 期： _____ 任务数/完成数： _____

机构对试验 的处理意见	□ 继续试验 □ 暂停试验 □ 终止试验 □ 其他意见，描述：

　　　　　　　　　　　　　　　　　　　　　　　　　　　　　　　　/ 　/

机构办主任姓名　　　　　　　签名　　　　　　　签名日期（　 /　 /　　）

第七节　临床试验的稽查与检查

一、目的

旨在建立接受日常监督检查、品种现场检查、品种稽查的标准操作规程，以减少不必要的疑问，保证临床试验质量。

二、适用范围

所有医院承担的 I ～ IV 期药物及医疗器械、诊断试剂临床试验。

三、名词解释

稽查：指由申办者委托其质量保证部门或独立的第三方对研究项目进行的系统性检查，以评价试验的实施、数据的记录和分析是否与试验方案、标准操作规程及药物 / 医疗器械临床试验相关法规要求相符。

检查：指药品监督管理部门对临床试验有关文件、设施、记录和其他方面进行审核检查的行为，检查可以在试验现场、申办者或者合同研究组织所在地，以及药品监督管理部门认为必要的其他场所进行。

日常监督检查：指药品监督管理部门对机构的例行监督检查。

四、稽查

1. 基本要求

保证稽查工作在机构顺利进行，针对稽查的问题进行总结。

2. 各方职责

（1）机构办主任：关注稽查报告中的重大问题。

（2）机构办公室秘书：接收稽查申请函，审核稽查员的资质，统筹安排稽查接待事宜，存档稽查相关资料并交予机构档案室。

（3）临床协调员：准备项目资料，提供稽查所需的相关文件。

（4）主要研究者：接受稽查，参加稽查反馈总结会，并对稽查问题进行整改。

（5）一级、二级质控员：协助解决稽查问题，参加稽查问题反馈总结会。

3. 稽查／视察期间的应对

机构办公室负责稽查的接待，对于检查过程中／结束后发现的问题与研究者面谈，研究者须直接回答。如果现场无法解答稽查／视察员提出的问题，可以在面谈结束后，以书面的方式对其提出的问题进行解答。

五、检查及日常监督检查

1. 基本要求

提前做好自查，积极准备现场检查，确保检查工作的顺利进行。

2. 各方职责

（1）机构主任：统筹检查过程，审核检查报告。

（2）机构办主任：统筹迎接检查的工作安排，审核检查报告。

（3）主要研究者：参加检查现场，审核检查报告。

（4）机构办秘书：制定迎接检查的工作计划，组织撰写汇报PPT，组织人员现场接待监察员，检查问题回复等重要文件。

（5）档案管理员：准备机构资质文件、管理制度、SOP、培训、研究者履历等资料。

（6）系统管理员：核查国家药监局、市药监局关于机构备案、专业备案、研究者备案、项目备案的信息。

（7）一级、二级质控员：协助机构秘书现场接待监察员，解决项目与质量相关的问题。

（8）临床协调员：协助准备项目资料，协助一级、二级质控员。

（9）伦理委员会秘书：准备伦理相关资料。

3. 检查期间的工作

接到现场检查通知后，机构办秘书制定检查前工作计划，明确机构工作人员、研究者、伦理委员会及申办者的职责及注意事项，请机构办主任审核并安排具体工作。

现场检查时，机构办秘书统筹各方做好现场接待、问题回答、溯源沟通、记录、接待等工作。

4.结束

现场检查结束后，机构办秘书组织撰写现场检查情况回复，并请各方审核。

六、附件

具体文件见表6-11。

表6-11 附件汇总表

附件	文件名称
1	附件1：质控疑问表及疑问答复表

附件 1 质控疑问表及疑问答复表

质控疑问表

质控室填写

试 验 名 称		试 验 编 号	
质控员姓名		疑 问 等 级	□ 重要　　□ 一般
疑 问 事 项			
附　　　件 （名称 / 版本）			
备　　　注			

/　/

质控员签名 / 印章　　　　　　　　　　　　　　　　　签名日期（　　/　　/　　）

疑问答复表

研究者填写

疑 问 事 项	
答　　　复	

/　/

研究者签名 / 印章　　　　　　　　　　　　　　　　　签名日期（　　/　　/　　）

第七章　临床专业风险控制与质量管理体系文件

新版 GCP 第四章中规定了研究者与临床试验机构在临床试验实施中的主要职责。区别于临床试验机构的管理职责，临床专业科室在临床试验中主要承担的是试验方案设计、实施的任务，因此临床专业科室对临床试验整体质量及风险控制应侧重于试验方案设计、团队培训、研究记录及实施过程的质量监管。

首先，试验方案设计是关系到试验能否顺利进行的重中之重。新版 GCP 第六十一条提出："临床试验的科学性和试验数据的可靠性，主要取决于试验设计。"在进行方案设计时需要重点考虑受试者的选择、对照药物的选择、剂量选择、样本量、评价的疗效指标和安全性指标等内容，以确保试验方案设计的科学、伦理、合规、可行。此外，每个临床专业病种、患者人群、治疗方法等均具有特异性。因此针对专业特征，制定试验方案、受试者知情同意书、病例报告表、总结报告等的 SOP 文件及模板，能更好地从设计环节控制试验风险，提高临床试验质量。

其次，针对试验实施的环节，临床专业科室需要撰写具有临床专业特色的人员培训、设备使用、临床操作、应急预案等 SOP，明确参与临床试验人员的分工和职责，确保其充分了解试验方案和记录流程，能正确、安全地操作临床试验所需医疗设施，保证临床试验数据的真实、完整、准确。在发生不良事件时，研究者能及时、准确地给予受试者医疗处理，最大程度保障受试者权益。

最后，从制度管理角度，临床专业科室需要撰写人员职责、仪器管理、药品及医疗器械管理、文件管理、质量管理、人员培训、人员保密等相关制度，规定管理权限和管理方法，如定期检查设备，确保试验中设备功能稳定、输出数值准确可靠等，为临床试验的质量提供基础的保障。

Ⅰ期临床试验属于临床专业的一种，但相比于其他临床专业又具有一定特殊性。Ⅰ期临床试验主要开展新药首次人体试验，重点考察药物的安全性及药代动力学特征，主要受试者群体为健康人，少数特殊药物受试者人群为患者，从而导致Ⅰ期临床的试验流程、纳排标准、评价指标等较为固定。但Ⅰ期临床试验的结论（新药的安全性评价及药代动力学数据）对于Ⅱ期临床试验的剂量和给药方案的制定具有重大参考价值。因此，除在试验方案设计、团队培训、研究记录及实施过程的质量监管等方面对Ⅰ期临床试验进行风险控制和质量管理之外，在受试者管理、样本管理等方面也应有所侧重。良好的受试者管理能够提高受试者的依从性，避免在Ⅰ期临床试验中因受试者行为导致药物安全性评价结果数据不可靠，如禁止受试者摄入影响药物吸收的食物等。良好的样本管理能保障样本质量，避免因样本质量问题导致检测数据不可靠，如控制样本处理时间等。

临床专业科室应涉及的 SOP 目录见表 7-1，其中仪器管理、临床操作及应急预案均应按照专业特征进行调整。

表 7-1　SOP 汇总表

序号	SOP 名称
1	人员培训制度
2	人员保密制度
3	仪器设备制度
4	静脉穿刺套管针留置技术
5	受试者在采血过程中出现突发状况应急预案
6	受试者进行入院宣教标准操作规程
7	受试者饮食管理标准操作规程
8	样品预处理、核对和保存

第一节　人员培训制度

一、目的

旨在临床专业科室建立规范化培训制度，以保证所有参加临床试验的相关人员得到药物及医疗器械管理规范、相关法律法规和 SOP 等培训，从而保证临床试验的质量。

二、适用范围

所有在临床专业科室内参与药物及器械临床试验的医师、药师、护士及技术人员等。

三、培训

1. 研究者的培训

所有研究者在参与临床试验前，都必须经过 GCP 及临床试验相关技能培训，并获得研究者任命书。

根据药物临床试验机构办公室研究者培训及任命相关规定，首次申请的研究者需在申请前完成规定的 GCP 培训；已获得研究者资格的医师，需在任期内完成规定的 GCP 培训，才可保持研究者资格。

2. 培训内容

培训包括但不限于以下内容：①现行《药物临床试验质量管理规范》《医疗器械临床试验质量管理规范》《赫尔辛基宣言》《药物临床试验伦理审查工作指导原则》《临床试验数据管理工作技术指南》。②国家相关法律法规，如《中华人民共和国药品管理法》《药品注册管理办法》《中华人民共和国执业医师法》等。③临床试验运行管理制度培训。④临床试验的标准操作规程。⑤岗位培训，包括岗位职责与岗位标准操作规程。⑥与临床试验相关的特殊技能或技术培训。⑦各种急症或不良事件处理的标准操作规程。⑧药物临床试验所需的临床药理学专业知识。⑨药物临床试验的基本理论与方法。

3. 培训形式

培训形式包括：①院内培训，聘请药物临床试验相关领域专家（如临床药理学专家、医学专家、药学专家、伦理学专家、统计学专家等）来医院举办讲座。②外出培训，选派专业负责人及骨干研究人员外出参加 GCP 相关培训和相关法律法规的学习。③网络培训，通过网络参加国家药品监督管理局举办的 GCP 相关培训。

4. 培训申请与登记

培训申请与登记的流程包括：①临床专业科室人员外出培训应经机构负责人批准，培训返回后应举办讲座，汇报培训的内容并进行交流。②制定内部培训计划，并保证实施。③建立临床试验人员的培训档案，包括培训记录、考核成绩、培训证书等。

5. 培训考核

重要的培训内容应实施考核，以确保培训人员全面掌握培训内容。

第二节　人员保密制度

一、目的

旨在明确临床专业科室参与临床试验的各类人员在药物和医疗器械临床试验中的保密职责，确保试验的保密性。

二、适用范围

参与医院临床专业科室开展的药物及医疗器械临床试验的医师、护士、技师及其他相关人员。

三、保密职责

1. 临床试验

每一项临床试验开始前，申办者/CRO、研究者和机构办公室应签署《保密协议》，承诺对临床试验相关信息予以保密，在获得申办者书面同意前，不得以任何方式将信息泄露给任何第三方，具体内容如下：①所有申办者提供给研究者的关于试验的信息（包括已经提供的和将要提供的）。②沟通过程中产生的与试验有关的信息。③试验过程中产生的与试验有关的信息。④在履行本协议过程中所得知的，申办者在经营、业务及技术上的信息及数据。

2. 档案

档案的保密工作包括：①查阅档案时，须获得资料管理员的批准，并严格履行登记手续，注明查阅目的和内容。②未经批准，任何人不得私自带走档案（资料），不得复制、传播具有保密性质的档案内容。③不归档的备份文件及材料，可定期进行销毁。

第三节　仪器设备制度

一、目的

根据医院《器材采购及设备管理制度》和《医疗器械临床试验质量管理规范》制定本制度，旨在保证临床试验仪器设备的日常管理符合相关要求。

二、职责

实行仪器设备实行院（供应处）、专业科室两级管理制度。医院供应处负责仪器设备的计划、购置、维修、档案管理等工作。专业科室负责仪器设备的申购、保管、使用、保养等工作。

三、计划

临床专业科室根据工作需要和经费情况，本着适用、先进、合理的原则，编制购置仪器设备的计划和预算，报供应处；供应处根据各科室上报的设备计划进行汇总，报医院审定。单价万元以上的购置项目需要委员会讨论决定并委托招标公司进行采购。

四、仪器设备

1. 购置验收

供应处负责仪器设备的购置。仪器购进后，供应处会同有关科室进行拆箱验收，安装调试，并存档办理出入库手续。

2. 建档、计量校准及维修

仪器必须建立档案，由供应处负责备案保管。保管人员变动时，要认真办理移交手续，不得丢失。

供应处负责仪器设备定期计量校准工作。经计量检定后的仪器，必须持有准用证，注明检定日期和有效期。属于计量强检范围内的仪器，如天平、分光光度计等，临床专业科室应按要求送供应处，由专人进行计量检验。不属于计量强检范围内的仪器，各使用人员应严格按操作手册定期对仪器或器具进行校验。

供应处负责仪器设备的维修工作。仪器设备出现故障，操作人员应及时报告供应处，由供应处通知相关技术人员进行检修。

3. 专业科室的管理

仪器设备所在的科室必须建立仪器设备的管理制度，健全责任制，具体要求如下：①科室根据临床试验的需要配备相应的仪器设备，应确保仪器位置地点合理，专人负责保管，定期进行检查、清洁、保养、测试和校正，确保仪器设备的性能稳定可靠。②放置仪器设备的区域，应配有该仪器设备保养、校正及使用方法的标准操作规程（SOP）。对仪器设备的使用、检查、测试、校正及故障修理，应详细记录日期、有关情况及操作人员的姓名等。③仪器设备的标准操作规程（SOP）应经专业负责人签字确认和药物临床试验机构办负责人批准方能生效。如使用操作流程有变动，应及时更新标准操作规程，如有新增仪器，也应及时补充新仪器的使用及操作标准操作规程。所有 SOP 的修订及增补，应经专业负责人及机构办负责人书面批准。④仪器室的设备不得外借，有特殊情况时须经领导同意方可外借，借出物品必须有登记手续，经手人签字。⑤仪器室要保持清洁，不得大声喧哗或闲谈，临床试验专业科室所属贵重仪器及抢救仪器。如呼吸机、除颤仪、心电图机、简易呼吸器、吸痰器均应指定专人负责保管，定点放置，不得随意移动，必须做到人人皆知。⑥除仪器正常损耗外，其他非正常人为损坏，按其仪器价格和造成的后果，根据医院赔偿制度进行处理。⑦仪器设备保管责任人调动时，要有交接班手续，交接双方要清点核对后，方可交接并签名。

第四节　静脉穿刺套管针留置技术

一、目的

旨在建立静脉穿刺套管针留置技术的标准操作规程，确保静脉穿刺套管针留置操作的正确性和规范性。

二、适用范围

所有医院临床专业实施的Ⅱ～Ⅳ期药物、医疗器械和诊断试剂临床试验。

三、标准操作规程

1. 评估及交流

评估及交流的内容包括：①受试者局部皮肤组织及血管情况。②输液的目的，受试者有无药物过敏史，本次所注入静脉的药物性质、剂量及医嘱要求。③受试者对输液治疗的了解程度和有无其他特殊需要（如排尿、排便等）。④受试者的自理能力及合作程度。⑤受试者的心理反应。⑥输液所用的设备、器械是否齐全、合格。

2. 操作前准备

（1）护士准备流程：①按要求着装。②洗手，戴口罩。③核对医嘱，按医嘱要求准备药液并请第2人核对。④询问受试者是否需要排便。⑤向受试者做静脉穿刺的相关解释并选择穿刺血管（根据血管情况选择针头的型号）。⑥在选择好的血管一侧放输液架。⑦洗手（或使用专用洗手消毒液）。

（2）物品：输液器、注射器（根据药液选择注射器及输液器的型号）、头皮针、静脉套管针、无菌透明敷料（3M、美舒6cm×7cm）、药液、棉签、安尔碘、网套、止血带、小枕头、治疗巾、污物碗、止血钳、输液贴、压孔器、砂轮、输液架、带秒针的手表等。

（3）环境：安静、清洁、舒适。

（4）受试者：取舒适体位（仰卧、侧卧或坐位）。

3. 操作程序

（1）治疗室：①核对医嘱并按医嘱查对输液卡（核对受试者房间号、床号、受试者编号、药名或药品编号、剂量、浓度、用法、时间，准确无误并请第2人核对后方可操作，同时还应查对医嘱中联合用药有无配伍禁忌）。②查对药物及质量（查对药瓶标签，或药品名称、编号、剂量、浓度、有效期，瓶口有无松动、裂痕，药物有无变色、沉淀、浑浊、絮状物等）。查对无菌物品是否在有效期内。③药瓶上贴输液卡。④打开塑料瓶盖、安尔碘消毒瓶口。再次核对药物，按无菌操作原则抽吸药液，并注入药瓶内。⑤药瓶上套网套，再次消毒瓶口。检查输液器是否可以使用，确认合格后拆开输液器包装，将输液器与药瓶连接（先插排气管，后插输液管，将针头插入药瓶塞直至针头根部）。

（2）病房：①将所用物品置于治疗车上，推至病床前，核对病床号、受试者编号后，询问受试者有无需要帮助的问题，并及时给予解决。②输液装置挂于输液架上，并进行第1次排气。在选择穿刺的静脉肢体下放小枕头及治疗巾。在穿刺点上8～12cm处扎止血带，并嘱受试者握拳，选择血管（避开邻近关节或关节处的静脉，尽量避免在同一静脉上反复穿刺）。③松开止血带，洗手（或使用专用洗手消毒液）。④用安尔碘棉签消毒穿刺部位（以穿刺点为中心螺旋向外，直径为8cm）。撕胶布2条放于输液架上，打开无菌透明敷料及套管针包装，进行第2次排气，连接正压接头及套管针，并检查输液管内有无气泡。重新扎止血带，并嘱受试者握拳，旋转松动外套管。⑤再次核对后绷紧皮肤进行穿刺，针头斜面向上，与皮肤呈20°～30°角进针，见回血后降低角度，沿血管走向再进针少许，左手按住针翼，右手将针芯略拔出2mm后，左手将套管全部送入静脉，然后进行3松（松拳、松止血带、松水止或输液器的调节器），确认液体流入通畅后，拔出全部针芯，贴无菌透明敷料，标注时间，用胶布固定好接头处及输液管。⑥根据医嘱及受试者的病情、年龄、药物性质调节滴速。

4. 操作后的处理

操作后的处理包括：①协助受试者取舒适体位，整理床单。②观察药物滴入情况，再次核对后向受试者交代注意事项，并将呼叫器置于受试者手边（告之如遇穿刺部位红、肿、痛及输液管不通畅的情况时请告知护士）。③正确处理医疗废弃物，及时清洁治疗车。④洗手。

5. 注意事项

①操作准确，动作轻柔。②静脉点滴通畅，受试者无不良反应并对穿刺技术表示满意。③受试者能说出输液治疗的目的和故障观察的内容及呼叫护士的方法。④执行医嘱正确，符合治疗需要。

第五节　受试者在采血过程中出现突发状况应急预案

一、目的

旨在建立试验期间受试者在采血过程中出现突发事件的急救标准操作规程，确保受试者在采血过程中出现突发事件急救的正确性和规范性。

二、适用范围

医院临床专业科室临床试验在采血过程中出现突发事件的急救。

三、规程

晕针、晕血的处理规程：①受试者在采血过程中出现晕针、晕血或其他不适时应立即停止采血，让受试者迅速平卧休息，注意为受试者保暖。②采血护士或研究者观察受试者生命体征，必要时测量血糖，做心电图。③经休息后症状缓解者可不采取其他特殊处理。症状不缓解者根据具体情况，由护士遵医嘱给予相应处理，准备吸氧及抢救药物，具体措施遵照不同疾病的医疗常规执行。

第六节　受试者进行入院宣教标准操作规程

一、目的

旨在保障受试者在院期间的安全和权益，对入院的受试者进行宣教并告知其义务，加强受试者的依从性及保证试验的规范性。

二、适用范围

所有在医院Ⅰ期病房开展的临床试验。

三、标准操作流程

受试者入院后，由研究医生或护士对受试者进行入院宣教。

在进行宣教时，用语简洁、明确，须确保受试者明白宣教内容。宣教内容包括：试验安排，病房管理制度，安全规范，受试者的权利和义务等（具体内容详见Ⅰ期受试者须知表）。

研究护士为受试者统一发放病号服及日常生活用品，打印腕带并分配床位，告知床旁呼叫器、卫生间呼叫器的使用方法。受试者将私人物品存放于个人储物柜中，经双方确认后，钥匙统一交由研究护士保管，待试验结束后返还受试者。

四、附件

具体文件见表7–2。

表7–2　附件汇总表

附件	文件名称	格式编号
1	附件1：Ⅰ期病房受试者须知	TO.005.01

附件1　I 期病房受试者须知

尊敬的受试者：

您好！

欢迎您来到（　　　　　）医院 I 期病房参加药物临床试验，为了使您尽快熟悉病区环境，保障您在住院期间的健康和安全，现将我院 I 期病房管理制度介绍如下：

1. 入住 I 期病房前，研究护士将对您的个人的物品进行集中保管，在研究结束离开医院前返还给您。

2. 入住病房后，请统一穿上我们为您提供的病号服，佩戴腕带，便于研究者辨识和统一管理。

3. 试验期间统一食用 I 期病房提供的饮食，不得私自食用未经批准的食物或饮品。

4. 一旦入住研究病房，不得擅自离开，不得私自会客。若您未经研究者批准擅自离院，我们将扣除您相应的补偿费。

5. 入住 I 期病房后，请您遵守病房管理制度及作息制度，禁止在病房及活动区大声喧哗吵闹、随地吐痰或乱扔杂物。

6. 服药后2小时内禁止使用卫生间；给药后8小时内禁止拉隔帘，以利于研究者对您进行临床观察。

7. 请您爱护病房内的一切设施，如有损坏，请及时与护士长或责任护士联系，若造成贵重物品损坏，请您造价赔偿。

8. 出于对您本人健康的考虑，参加试验期间严禁吸烟、饮酒。

9. 为保证您在试验期间的安全及试验的规范性，我们将在您入住 I 期病房期间进行监控录像，试验录像资料将保存在（　　　　　）医院 I 期临床研究室至试验完成后3个月。我们将保证录像资料留存期间的安全（不可抗力除外），保障您的隐私权不受侵犯。

10. 为保障所有受试者的隐私安全，试验期间严禁以任何形式记录、传播其他受试者的影/音像资料，违反者将按国家相关法律法规处理。

11. 请您遵从试验方案的要求，并配合研究者的各项临床操作，如试验期间出现任何不适，请及时告知研究者。

受试者签字：＿＿＿＿＿＿＿＿＿

日期：＿＿＿＿＿＿＿＿＿

第七节　受试者饮食管理标准操作规程

一、目的

旨在保证受试者饮食卫生安全及饮食摄入符合相关法规和临床试验的要求。

二、适用范围

医院Ⅰ期病房开展的临床试验。

三、标准操作流程

1. 试验开始前

试验开始前，研究者根据方案中的饮食要求与营养师讨论受试者的配餐方案。

2. 对餐饮的要求

如试验对饮食无特殊要求，则由医院食堂统一配餐。如试验对饮食有特殊要求，具体如下。①空腹试验：试验前至少空腹10小时。一般情况下，在空腹状态下用240mL水送服试验用药品。②餐后试验：试验前至少空腹10小时。受试者试验当日在给药前30分钟开始进食标准餐，并在30分钟内用餐完毕，在开始进餐后30分钟时准时服用试验用药品。如在实施进食对口服药物制剂药代动力学或生物利用度影响的研究时，参照国家食品药品监督管理总局颁布的《以药动学参数为终点评价指标的化学药物仿制药人体生物等效性研究技术指导原则》（2016），所进食的试验餐应是高脂（提供食物中约50%的热量）高热（800～1000kcal）饮食。其中蛋白质约提供150kcal热量，碳水化合物约提供250kcal热量，脂肪约提供500～600kcal热量。根据试验方案要求，限制受试者试验期间的饮食种类及数量，具体餐饮可由医院食堂配制。

四、附件

具体文件见表 7–3。

表 7–3　附件汇总表

附件	文件名称	格式编号
1	附件 1：高脂高热饮食餐谱	TO.007.01

附件1 高脂高热饮食餐谱

试验高脂高热饮食要求：总能量 800 ～ 1000kcal；脂肪 500 ～ 600kcal（折合约为 55.6 ～ 66.7g）；蛋白质 150kcal（折合约为 37.5g）；碳水化合物 250kcal（折合约为 62.5g）。

餐次	食物	热量（kcal）	蛋白质（g）	脂肪（g）	碳水化合物（g）
早餐	全脂牛奶（200mL）	124.88	6	7.2	9
	蛋白粉（10g）	32	8	0	0
	炒蛋（2个鸡蛋，约100g）	144	13.3	8.8	2.8
	大豆油（10g）	90	0	10	0
	手抓饼（100g，约1张）	409.1	5.2	25	41
	大豆油（5g）	45	0	5	0
总计		876	40.5	56	52.8

注：所有成分根据食物成分表计算及实际购买食物营养标签所标注营养成分计算。此表中蛋白粉按每100g产品389kcal热量、80g蛋白质、4g脂肪和4g碳水化合物计算。

第八节 样品预处理、核对和保存

一、目的

旨在规定样本预处理、核对和保存的方法。

二、适用范围

所有医院Ⅰ期病房实施的药代动力学和生物等效性临床试验。

三、样本预处理、核对

1. 血浆 / 血清样本预处理、核对

（1）接通离心机插销，打开离心机电源，设置离心机不小于2000转 / 分钟，运转20分钟，屏幕显示温度 ≤ 5℃，即完成预冷程序。

（2）血浆 / 血清样本采集完成后需冰浴，由护士、研究者，或 CRC 定期使用转运箱（内有冰浴）收集样本后，递送至样本处理室进行离心。递送人员在相应位置签字。实验室人员核对样本编号，确认样本编号无误后，在相应位置签字，并检查采血管状态。

（3）检查样本液面，若液面低于采血管刻度线 3/4 位置，则需在记录表备注"量少"，并在离心时单独处理。

（4）检查采血管壁是否有破损，若有裂痕，则要将血浆 / 血清转移至完好的采血管中，再进行离心操作。

（5）依照申办方或中心实验室提供的实验室操作手册内容进行样本处理和分装。

（6）若申办方或中心实验室未提供处理参数，则按照如下内容进行样本处理。①将采血管从冰浴中取出，中心对称的放置在转子中，对称放置的两个采血管液面等高，放入转子的采血管数量必须为偶数。②拧紧转子盖，合上上盖，使用蓝色旋钮将转速设定为 4500转 / 分钟，将时间设定为10分钟，按启动键启动。如果启动后听到离心机发出意外噪音，则立

即按终止键终止离心，开盖排查原因。③操作员或复核员按照墙上电子钟显示时间记录离心开始时间。④离心完成后，按开启键打开上盖，拧开转子盖，平稳取出采血管，轻轻放入冰浴中，转移至样本分装区。⑤从冰浴中取出采血管，双人核对采血管编号和冻存管编号。操作员去掉采血管上盖，用移液枪缓慢吸取适量上清液，沿管壁注入冻存管中，每个样本分装2套，每套 0.3 ～ 0.5mL。拧紧冻存管上盖，放入对应的冻存盒中，复核员复核样本编号及码放位置。废弃采血管扔入医疗垃圾箱，等待试验结束后统一处理。⑥冻存盒放入 −20℃生物样本柜暂存，操作员或复核员按照墙上电子钟显示时间在实验室的血样本接收处理记录表上记录冻存时间，并在"操作员""复核员"位置分别签字。⑦如样本出现溶血情况，则备注"溶血"；在分装过程中样本洒出，则备注"洒出"。

2. 尿样本预处理、核对

（1）单次尿样本收集完成以后，由护士、研究者，或 CRC 人员送至样本处理室，从 4℃生物样本柜中取出标有该受试者编号及姓名的尿样收集杯，将尿样倒入后，放回原位，在相应位置签字。

（2）实验操作人员在方案规定的时间点混匀尿样收集杯中所有样本，读取总量，复核员复核并记录。

（3）实验操作人员以一次性滴管吸取样本并分装至冻存管中，复核员核对受试者编号及收尿时间，确保与冻存管编号对应。依照与申办方或中心实验室提供的实验室操作手册进行样本分装。若无特殊要求，则分装2套，每套 1 ～ 1.5mL。操作员拧紧冻存管上盖，放入对应的冻存盒中，复核员复核样本编号及码放位置。

（4）冻存盒放入 −20℃生物样本柜，操作员或复核员按照墙上电子钟显示时间记录冻存时间，并在"操作员""复核员"位置分别签字。

（5）尿样本收取结束后，操作员、护士、研究者，或 CRC 人员协助将所有尿杯送至污物处理处倒空，用清水冲洗两遍，送回样本处理室，按原位置放回 4℃生物样本柜。

四、样本的保存

1. 当天实验结束后

（1）由实验室操作员、护士，或研究者将 –20℃生物样本柜中的样本转至样本储藏室 –80℃超低温冰箱中长期存放。对照冻存盒编号，填写日期时间、受试者编号区间、样本总数，勾选动作栏"放入"。

（2）填写完毕之后将冻存盒放入指定冻存区域，并在"操作员"栏签字。管理员进行核对后在"管理员"栏签字。

（3）如果存放样本时间在工作日下午五点之前，则操作员与管理员共同存放样本，管理员现场核对签字。否则操作员向管理员索取冰箱钥匙并进行登记，管理员次日或隔日进行样本核对并签字。

2. 试验阶段性完成后

由项目 CRA 联系冷链运输公司，将样品送至中心实验室进行检测，实验操作人员进行登记，管理员核对签字。

3. 备份样品

（1）Ⅰ期实验室留存 1 套备份样本，中心实验室检测期间若出现样本量不够的情况，则联系Ⅰ期实验室寄送备份样品。

（2）从试验临床部分全部完成日期起，备份样本可在Ⅰ期实验室超低温冰箱存储 1 年。逾期，则请申办方或 CRO 公司联系第三方存储公司进行样本存储，或授权医院临床药理研究所进行样本销毁。

五、文档的保存

临床试验中涉及实验记录的所有表格，均需要在阶段实验完成后，由操作人员进行整理，存放于实验室该项目档案中。

当该项目实验全部完成后，统一送机构档案室存档。

第八章　临床研究数据管理

临床研究数据管理是指通过计划、实施步骤的制定及质量控制的执行来确保数据真实性和信息价值的数据管理，其过程包括采集/管理系统建立、CRF 及数据库的设计、数据接收与录入、数据核查与质疑、医学编码、外部数据管理、盲态审核、数据库锁定、数据导出及传输、数据及数据管理文档的归档等。

临床研究数据是对临床研究中一系列临床事实的记录，监管机构批准新药上市的主要科学依据来自支持药品上市的安全性、有效性数据，数据质量的好坏直接影响审评效率高低、结果能否重现、结论推断是否可信。因此数据是临床研究的核心，临床研究数据的质量决定着临床研究的质量，而临床研究数据的质量取决于临床研究数据的管理。临床研究数据十分复杂，包含大量的临床症状、体征、检查、药物疗效、不良事件等信息，规范的数据管理流程，可最大程度发挥数据的价值。

近年来，国家陆续颁布临床研究数据管理相关指导原则与技术指南，包括 2016 年发布的《临床试验数据管理工作技术指南》《临床试验的电子数据采集技术指导原则》，2020 年发布的《药品记录与数据管理要求（试行）》《药物临床试验数据递交指导原则（试行）》及 2021 年发布的《药物临床试验数据管理与统计分析的计划和报告指导原则》等，对数据的采集、清理、存储、递交等活动进行了相应的指导，确保数据真实、准确、完整和可追溯。当前电子数据采集（EDC）已成为临床研究数据采集与管理的主流形式，并且随着信息技术的发展，远程监查、基于风险的中心化监查、统计监查等技术逐步在临床研究中应用，临床研究数据管理团队与其他团队的协作也更加密切，数据管理在临床研究质量管理中发挥着越来越重要的作用。

标准操作规程（SOP）是指为达到均一性，完成一个特定职责而制定的详细书面说明。SOP 是质量体系中不可或缺的部分，临床研究数据管理

SOP 是保证数据管理每一项工作有效开展的正式指导性文件，规定了数据管理活动的具体步骤和方法，明确了相关人员的职责和分工，并对其行为具有强制约束力，是稽查人员核查相关数据管理工作是否按既定要求执行的依据。临床研究数据管理 SOP 是一个涉及多部门人员，由一系列过程组成的复杂体系，将每个过程的操作步骤和应遵循的事项以文件的形式、统一的格式描述出来，并配合相应的工作文档，实现数据管理工作的规范化、条理化、标准化和简单化，有效保障数据管理工作的一致性、可溯源性和合规性，是产出高质量临床研究数据的基础。此外，SOP 也是机构人员培训的重要材料，可帮助相关人尽快熟悉数据管理各环节工作。本章节将对临床研究数据管理关键 SOP 及其工作文档进行介绍，旨在进一步规范中药临床研究电子化数据管理过程，助力中药临床研究数据质量的提升。

本章列举的 SOP 包括以下文件（表 8-1）。

表 8-1　SOP 汇总表

序号	SOP 名称
1	计算机化系统验证
2	数据管理员的资质及培训
3	数据安全性管理
4	数据管理文件的制定及修订
5	电子病例报告表的设计与建立
6	数据核查
7	数据库的冻结与解冻
8	数据库的锁定与解锁
9	数据管理质量控制
10	医学编码
11	外部数据管理
12	文件资料的归档

第一节　计算机化系统验证

一、目的

旨在规范临床研究计算机化系统验证的流程，保证数据完整性和安全性。

二、适用范围

适用使用内部验证的医院临床研究相关计算机化系统。

使用外部验证的医院临床研究相关计算机化系统遵循外部供应商的验证流程。

三、验证策略

基于良好自动化生产实践指南——遵从 GxP 计算机化系统监管的风险管理办法（Good Automated Manufacturing Practice 5，GAMP5）的医院临床研究计算机化系统验证方法论见图 8-1。

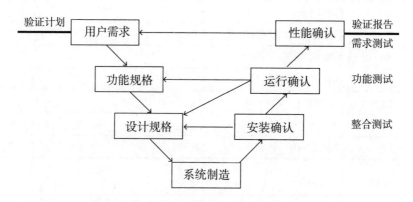

图 8-1　医院临床研究计算机化系统验证方法论图

四、标准操作流程

1. 确定验证范围和验证团队

由机构办公室主任确认本次验证的范围并组建验证团队，人员包括①验证秘书：验证秘书由机构办公室主任任命，负责验证工作的实施及验证文档的撰写。②验证复核人：验证复核人由机构办公室主任任命，负责验证工作和验证文档的复核。③系统负责人：系统负责人由机构办公室主任任命，负责组织协调系统验证过程中的人力、物力等资源，批复验证相关文档。④质量负责人：质量负责人由机构办公室主任任命，负责验证过程的质量保证并批复相关验证文档。

2. 撰写验证计划

由验证秘书根据机构办公室主任确认的本次验证范围，撰写验证计划，由复核人复核，并经系统负责人和质量负责人批复后正式开始验证工作。

3. 撰写说明书

撰写说明书，具体如下：①撰写用户需求说明书（user requirements specification，URS），用于描述本次验证系统的主要功能需求。②撰写功能设计说明书（functional design specification，FDS），用于 URS 中所描述功能的具体功能设计，撰写以上说明书应体现 FDS 与 URS 之间的可追溯性。③撰写技术设计说明书（technical data sheet，TDS），用于描述系统的技术细节及规范，同时应体现 TDS 与 URS 之间的可追溯性。

4. 撰写测试计划及测试脚本

撰写安装测试（install qualification，IQ）、功能测试（operation qualification，OQ）和性能测试（performance qualification，PQ）计划及其测试脚本，以规范系统验证的要点和流程，保证系统验证工作的顺利开展。

5. 正式测试

按 IQ、OQ 和 PQ 测试脚本进行测试并记录测试情况，其中，对 OQ 和 PQ 的测试过程应进行截屏保存，测试结束后应撰写测试报告。

6. 验证总结

上述工作结束后，应以验证计划中所列标准为依据，对本次验证活动

157

进行总结，核实相关验证文档是否规范完备，并给出本次系统验证的最终结论。

五、附件

具体文件见表 8-2。

表 8-2　附件汇总表

附件	文件名称	格式编号
1	附件 1：验证团队任命书	CSV.002.01
2	附件 2：验证文件清单表	CSV.002.02

附件 1 验证团队任命书

系统验证团队任命书

姓名	职务	所属单位	任命开始日期	任命结束日期	职责	本人签名／日期
	验证秘书				验证工作的实施及验证文档的撰写	
	验证复核人				验证工作和验证文档的复核	
	系统负责人				组织协调指挥系统验证过程中的人力、物力等资源，批复验证相关文档	
	质量负责人				验证过程的质量保证并批复相关验证文档	

机构办公室主任签名   签名日期（   /   /   ）

附件2　验证文件清单表

文件序号	文件名称	是否归档 （是√ / 否×）
1	验证计划	
2	用户需求说明书	
3	功能设计说明书	
4	技术设计说明书	
5	XQP 测试计划 *	
6	IQ 测试脚本	
7	OQ 测试脚本	
8	PQ 测试脚本	
9	XQR 测试报告 *	
10	验证报告	
11	截图光盘	

注：XQP 指 IQ、OQ 和 PQ 的测试计划，XQR 指 IQ、OQ 和 PQ 的测试报告，* 指需要特别关注的文件。

第二节　数据管理员的资质及培训

一、目的

旨在确保负责临床试验数据管理的人员具备工作要求的资质。

二、适用范围

医院负责临床试验数据管理的有关人员。

三、说明

数据管理室工作人员由数据管理室主任（data management director，DMD）和项目负责人（program leader，PL）组成，本 SOP 中所述的"数据管理员"与 PL 为同一职责的不同称呼。DMD 由机构办公室主任任命，DMD 应具备下述数据管理员资质及至少 5 年的临床研究相关工作经验。

PL 除承担自己负责的项目数据管理工作外，还需要对他人负责的项目进行交叉验证，以保证试验质量，因此 PL 除具备数据管理的技能外，还应具备验证的相关技能。

四、标准操作流程

1. 数据管理员的资质要求

数据管理员的资质要求包括：①医学、药学、统计学或相关专业背景。②熟悉 GCP 及国家药品监督管理局相关指导原则及技术规范。③提供以上内容的相关学位证书、培训证书或学习、工作经历证明。

2. 数据管理员上岗前培训

数据管理员在正式独立开展工作前，应完成以下培训内容：①数据管理室 SOP 及部门政策。②临床试验数据标准化文档及编码规则。③数据管理系统及相关计算机软件的应用。④法规和行业标准，如 GCP、国家药品监督管理局法规和指导原则。⑤保密性、私密性及数据安全。

3. 数据管理员的任命

数据管理员具备各项条件并完成全部培训，向 DMD 提交数据管理员任命申请，DMD 签字确认后保存。

4. 数据管理员的培训和继续教育

数据管理员应通过培训和继续教育不断提升专业素质，以保障数据管理工作的高品质完成。数据管理员的培训记录及相关证书应妥善保存，并详细记录课程名称、培训师 / 培训单位和培训日期。必要时，接受培训的人员还应与其他同事讨论和分享培训心得，以保证部门整体业务水平的提升。

五、附件

具体文件见表 8-3。

表 8-3 附件汇总表

附件	文件名称	格式编号
1	附件 1：数据管理员任命申请表	DM.002.01
2	附件 2：培训记录表	DM.002.02
3	附件 3：数据管理室主任任命申请表	DM.002.03

附件 1　数据管理员任命申请表

一般情况

申请人姓名：＿＿＿＿＿＿＿＿＿＿＿＿＿＿＿＿＿＿＿＿＿＿＿＿＿＿＿＿＿＿

专业背景：　＿＿＿＿＿＿＿＿＿＿＿＿＿＿＿＿＿＿＿＿＿＿＿＿＿＿＿＿＿＿

计算机能力：熟练使用 MS Office，其他请详述：＿＿＿＿＿＿＿＿＿＿＿＿＿＿

业务能力：　熟悉 GCP、国家药品监督管理局相关指导原则及技术规范。

工作经验：　曾参与完成了（　　）项临床研究的数据管理工作。＿＿＿＿＿＿

　　　　　　其他工作或实习经验，请详述：＿＿＿＿＿＿＿＿＿＿＿＿＿＿＿＿

　　　　　　＿＿＿＿＿＿＿＿＿＿＿＿＿＿＿＿＿＿＿＿＿＿＿＿＿＿＿＿＿＿

　　　　　　＿＿＿＿＿＿＿＿＿＿＿＿＿＿＿＿＿＿＿＿＿＿＿＿＿＿＿＿＿＿

培训情况

　　我已完成以下培训内容：

　　数据管理室 SOP 及部门政策

　　临床试验数据标准化文档及编码规则

　　数据管理系统及相关计算机软件的应用

　　法规和行业标准：GCP，国家药品监督管理局法规和指导原则

　　保密性、私密性及数据安全

＿＿＿＿＿＿＿＿＿＿＿＿＿＿＿＿＿＿＿＿＿＿＿＿＿＿／　　／＿＿＿

申请人签名　　　　　　　　　　　　　　签名日期（　／　　／　　）

审核

我同意申请人在本室担任数据管理员，并作为项目数据管理员参与临床试验。

＿＿＿＿＿＿＿＿＿＿＿＿＿＿＿＿＿＿＿＿＿＿＿＿＿＿／　　／＿＿＿

数据管理室主任签名　　　　　　　　　　签名日期（　／　　／　　）

163

附件2 培训记录表

姓名:_____　　　　　　　人员角色:_____

培训日期	培训课程名称或内容简介	培训师	是否完成该培训（未完成×/完成√）	是否颁发证书（否×/是√）	上级主管签字确认

附件 3　数据管理室主任任命申请表

一般情况

申请人姓名：_____

专业背景：_____

计算机能力：　熟练使用 MS Office、SPSS、SAS。_____

业务能力：　熟悉 GCP、SFDA 相关指导原则及技术规范，以及 ICH 指导原则的统计要求。

工作经验：　具有 5 年以上临床研究相关工作经验，曾完成或指导完成了（　　）项临床研究的数据管理工作。

培训情况

　　我已完成以下培训内容：

　　数据管理室 SOP 及部门政策

　　临床试验数据标准化文档及编码规则

　　数据管理系统及相关计算机软件的应用

　　法规和行业标准：GCP，国家药品监督管理局法规和指导原则

　　保密性、私密性及数据安全

_____　　　　　　　/　　/

申请人签名　　　　　　　　　　　　　　签名日期（　　/　　/　　）

审核

我同意申请人担任数据管理室主任，指导项目数据管理员开展临床试验数据管理工作。

_____　　　　　　　/　　/

机构办公室主任签名　　　　　　　　　　签名日期（　　/　　/　　）

第三节 数据安全性管理

一、目的

旨在规范电子系统的安全性设置及使用流程，保证系统不会因为外部环境（包括软件和硬件）的影响，出现试验数据丢失或被篡改的情况。

二、适用范围

医院负责数据管理的临床试验。

三、说明

外网是指直接连接到互联网的网络环境，需要建立足够的安全保障，如防火墙、杀毒软件等。

本地是指不与任何外部网络连接的计算机，主要用于后期的数据处理。

四、标准操作流程

1. 计算机设置

所有数据管理室负责管理及实际使用的计算机，应安装安全软件（如杀毒软件、防火墙）。有授权期限的安全软件，应保证其在授权期内。如安装的是收费安全软件，应保存序列号及相关证明（如邮件、传真）。

所有计算机应设置用户及用户进入密码，并设置用户离开时，自动待机并锁定，以保证计算机内数据的保密性。

2. 数据库访问限制

只有 DMD 授权并符合要求的计算机才能访问数据库。计算机只有在使用 DMD 或 PL 的用户名进入时，才可以访问数据库。必要时，数据库可在计算机接入前设置身份验证。

数据库服务器架设在云服务商提供的服务器上，可通过远程桌面方式远程访问数据库服务器。计算机访问数据库时，应尽可能断开其他网络、用户或远程计算机的连接，保证数据库安全。

3. 数据库备份

CDMS 云端采用计划任务程序备份数据，每日凌晨 0 点自动备份，采用数据库全备方式，备份后数据压缩保存于云端非临时磁盘，并保留最近 1 个月的备份文件。对云服务器及其备份服务器进行定期巡查，检查软硬件和系统运行情况及数据库的备份情况，一旦出现数据丢失，由 CDMS 系统管理员解压最新的备份文件进行恢复。云服务器巡检工作由数据管理系统供应商进行，并向医院数据管理室提供巡检记录。

4. 数据库恢复

数据库受损后，由 CDMS 系统维护人员进行数据库恢复。

5. 数据保密

CDMS 系统使用者均需签署保密承诺书；仅限授权人员登陆和使用系统，CDMS 系统设定唯一用户名和对应的登录密码以识别登录人员的身份，每次登录系统都需输入唯一的电子签名，不同用户具有不同的使用权限；当操作人员离开电脑超过 30 分钟，系统自动退出；每次提交 / 更改数据需使用唯一的电子签名。

五、附件

具体文件见表 8-4。

表 8-4 附件汇总表

附件	文件名称	格式编号
1	附件 1：巡检记录表	DM.004.01
2	附件 2：巡检记录接收记录表	DM.004.02

附件1 巡检记录表

日期	云服务器（正常请打√，如异常请详细描述，描述内容包括异常情况及发生时间、解决措施及何时采取该措施、解决结果及解决时间等）				备份服务器（正常请打√，如异常请详细描述，描述内容包括异常情况及发生时间、解决措施及何时采取该措施、解决结果及解决时间等）				巡检人
	硬件运行状态	软件运行状态	系统运行状态	备份情况	硬件运行状态	软件运行状态	系统运行状态	备份情况	

注：当服务器存储空间达到 90% 及以上时，应作为异常进行详细描述。

附件2　巡检记录接收记录表

巡检期间	年　月　日 —— 年　月　日
巡检服务器	□ 云服务器　□ 备份服务器
接收方式	□ 电子邮件　□ 其他：_____
接收日期	
发送者单位	
发送者姓名及联系电话	
接收者单位	
接受者姓名及联系电话	
备注	

第四节 数据管理文件的制定及修订

一、目的

旨在保证数据管理文件生效前经过充分的评估，确保文件质量。

二、适用范围

医院承担数据管理业务的临床试验。

三、说明

数据管理文件是指由数据管理人员制作的临床试验相关文件，包括但不限于：数据管理计划（data management plan，DMP）、数据核查计划（date validation plan，DVP）、数据管理报告（data management report，DMR）及盲态审核报告（blind review report，BRR）。

因数据管理文件与其他试验文件（如方案、CRF、受试者日志）存在关联性，所以一旦其他试验文件发生改变，项目数据管理员（PL）应及时确认是否需要对数据管理文件进行修订。

四、文件质量要求

具体文件质量要求见表 8-5。

表 8-5　文件质量要求表

文件名称	撰写依据	质量要求
数据管理计划	方案	应至少包括：使用软件的名称及版本、方案简介、数据管理人员、数据库的建立及测试、疑问发送标准及流程、数据锁定标准、数据库解锁流程、数据库备份及保存的规定
数据核查计划	方案、研究病历、DMP	应至少包括 CRF 中所有关键指标的核查标准

续表

文件名称	撰写依据	质量要求
数据管理报告	方案、DMP、数据库	应至少包括：数据管理主要时间节点、数据库设计、数据清理情况
盲态审核报告		应至少包括：数据集划分标准、数据集划分情况、AE/SAE 列表、重要方案偏离列表

五、标准操作流程

1. 文件的撰写

每一份文件都有特定的撰写时间，撰写时间由 PL 根据项目的实际情况决定。

2. 文件的审阅与批准

PL 撰写完成后，提交数据管理室主任（DMD）审阅，审阅通过后，递交申办者，由申办者批准文件。

需要医院药物临床试验机构盖章的文件，由 PL 向机构办公室主任申请盖章。

3. 文件的修订

试验过程中，如需要修订文件，PL 与申办者讨论修订内容，必要时，DMD 也可参与讨论。无法组织讨论的，可通过书面形式确认待修订的内容。PL 根据讨论的结果修订文件，并按照流程提交审阅和批准（表 8-6）。

文件版本号由主版本号和次版本号组成，初始版本号为 V1.0。主版本号由 "V" + 阿拉伯数字组成，起始版本为 V1。次版本号用阿拉伯数字表示，起始版本为 0。

表 8-6　文件修订示例表

修订内容	主版本号	次版本号
对文档进行较大修订，如 DMP 中数据管理流程变更，DVP 增加了核查的模块，DMR 中新增了数据审核列表，BRR 中新增了方案偏离列表	升级	回归起始版本
轻微修订	不变	升级

六、附件

具体文件见表 8-7。

表 8-7　附件汇总表

附件	文件名称	格式编号
1	附件 1：数据管理文件版本管理表	DM.005.01
2	附件 2：数据管理文件修订一览表	DM.005.02

附件 1　数据管理文件版本管理表

项目名称：

数据管理文件列表：

文件名称	版本号	版本日期	撰写人	备注

附件 2　数据管理文件修订一览表

文件名称	版本号	版本日期	主要修正内容及修正理由	记录人	记录日期

第五节　电子病例报告表的设计与建立

一、目的

旨在保证电子病例报告表（electronic case report form，eCRF）收集的临床试验数据符合统计师的要求，为 eCRF 的试验数据提供足够的保证措施，确保所有用户都经过培训并能够正确使用 eCRF 系统。

二、适用范围

医院承担数据管理业务的临床试验。

三、说明

eCRF 系统应满足以下基本条件，包括①由计算机生成的、有时间标记的、无法篡改的稽查痕迹。②稽查痕迹应按时间顺序递增，不得以新的痕迹改写原有痕迹。③稽查痕迹可供检查，但不能复制，在系统之外无法读取。

四、标准操作流程

1. 准备

在设置 eCRF 前，应首先制定数据管理计划、纸质研究病历或纸质 CRF、数据核查计划，并通过申办者 /CRO 的书面确认。

由申办方 /CRO 向 PL 提供纸质和电子的方案、研究病历 /CRF，其中纸质版文件需加盖公司印章。eCRF 正式上线前如有相关文件变更，由申办方 /CRO 提交新版的纸质和电子文件，涉及 eCRF 设计的，申办方 /CRO 还需填写 eCRF 正式上线前提交材料变更一览表。PL 根据纸质研究病历或纸质 CRF 建立项目数据库，并在数据库的基础上，设置试验使用的模块，集成电子数据库的后台。

2. 设置 eCRF 页面

PL 根据 CRF 建立 eCRF 的页面，eCRF 应包括 CRF 中要求收集的所有数据。所有必填项目应在 eCRF 页面中提示，条件允许时，可在页面中提示部分数据间的逻辑关系，以方便用户填写。

3.eCRF 页面测试

PL 设置页面完成后，交与本项目无关的另一名 PL（下称：PL2）进行测试，测试完成后，PL2 向 PL 提交测试记录，PL 确认测试通过后，向 DMD 及申办方 /CRO 提交 eCRF 发布申请。测试分以下 3 部分进行：

（1）数据录入界面测试：PL2 用正确的测试数据录入 eCRF 系统，测试系统网速与稳定性、eCRF 收集的数据项与纸质 CRF 的一致性、各中心实验室检查值范围及单位正确导入，PL2 同时需核实数据录入与导出、数据清理功能的正常运行、不同角色用户功能的准确性。

（2）逻辑核查测试：PL2 根据 DVP，将含有逻辑错误的数据录入 eCRF，提交时确认系统可以做出逻辑错误提示，PL2 故意缺失必填项目，确认系统可以做出项目缺失提示。测试完成后将所用的测试样本号码填入 EDC 系统的逻辑核查测试页面。从 EDC 系统中导出逻辑核查测试页面并保存（电子版 /纸质版），作为项目 eCRF 页面测试结果报告。

（3）申办者 /CRO 测试：PL2 测试完成后，应交申办者 /CRO 进行测试并填写测试记录，进行录入界面测试和用户功能测试，其中用户功能测试包括监查员及录入员角色。申办者确认测试通过后方可正式发布 eCRF。

4. 用户管理

（1）用户培训：一般情况下，PL 负责向申办者 /CRO 培训 eCRF 的使用方法，由后者培训其他用户。在条件允许时，也可以由 PL 对所有的用户进行培训。但为保证试验质量，一般不允许非 PL 直接培训的人员培训其他用户。

（2）用户申请：由申办者负责收集 CRO 及其他研究中心用户的纸质申请，申办者向 PL 提交用户培训记录及申请书，以确认申请人已经学会使用本系统。eCRF 的常用用户为系统数据管理员、数据管理员、录入员、研究者、监查员、稽查员（表 8-8）。

（3）用户账号分配：PL 收到用户培训记录及申请书后，在系统中设置用户信息，包括姓名、证件号码、联系方式等，系统将通过 email 或短信方式将邀请码发送至申请人，申请人可自行设置系统登录用户名和密码。

（4）新用户加入：试验过程中若出现新用户加入，应按照规定流程获得用户账号。

（5）用户退出：试验过程中若出现用户退出，PL 在获得申办者通知后，应立即取消该用户账号的所有权限。

表 8-8　常用用户表

用户	权限概述
系统数据管理员	建立新项目 分配用户 关闭用户权限（锁定数据库） 恢复用户权限（数据库解锁）
数据管理员	数据模块及元数据、逻辑核查、正常值范围维护（必要时此权限可赋予监查员）、页面设计 培训除系统数据管理员外的其他用户 数据核查及清理 发送数据质疑 经申办者 / 研究者确认可以进行修改的试验数据（数据库锁定后）
录入员	录入试验数据 修改试验数据（数据库锁定前）
研究者	回答数据质疑 电子签名
监查员	原始数据核查确认 发送原始数据核对质疑 发送人工核查疑问 发送手工疑问
稽查员	查阅试验数据

5.eCRF 修订

研究方案或纸质研究病历修订后，涉及到 eCRF 修订的，申办方 /CRO 应提出书面 eCRF 修订申请，PL 应根据修订申请对 eCRF 进行修订并测试，测试结束后填写上线后 eCRF 修订一览表。若涉及逻辑核查修订，应填写上线后 DVP 修订申请表，并在系统中进行核查程序修订和测试。

五、附件

具体文件见表 8-9。

表 8-9　附件汇总表

附件	文件名称	格式编号
1	附件 1：eCRF 数据录入界面测试记录表（内部）	DM.006.01
2	附件 2：eCRF 数据录入界面测试记录表（外部）	DM.006.02
3	附件 3：用户功能测试记录表（监查员）	DM.006.03
4	附件 4：用户功能测试记录表（录入员）	DM.006.04
5	附件 5：eCRF 发布申请表	DM.006.05
6	附件 6：用户培训记录及账户使用 / 账户信息变更申请书	DM.006.06
7	附件 7：上线后 eCRF 修订申请表	DM.006.07
8	附件 8：上线后 DVP 修订申请表	DM.006.08
9	附件 9：上线后 eCRF 修订一览表	DM.006.09
10	附件 10：DVP 及核查程序修订记录表	DM.006.10
11	附件 11：研究病历和 / 或 CRF 设计各方签字确认表	DM.006.11
12	附件 12：纸质盖章文件接收记录表	DM.006.12
13	附件 13：eCRF 正式上线前提交材料变更一览表	DM.006.13
14	附件 14：用户权限失效申请书	DM.006.14
15	附件 15：用户功能测试记录表	DM.006.15

附件 1　eCRF 数据录入界面测试记录表（内部）

项目名称：　　　　　　测试日期：　　　　　　测试人签名：

测试内容		测试结果（通过√/ 未通过 ×/ 不适用 NA）
系统总体情况	网速满足录入需求	
	系统功能能满足临床研究需要	
	系统稳定	
eCRF 构建	eCRF 中已包括研究病历上所有需要收集的数据	
	eCRF 上的数据录入符合流程	
	页码添加且正确	
数据录入与导出功能	录入与数据传输的正确与及时	
	数据项的数据类型、格式（字段长度、小数位数、数据类型、正常值范围属性）正确	
	数据项的限定录入属性设置正确（勾选框要求限定录入；就诊日期等要求限定格式，病史、不良事件等日期可以不限定）	
	数据项的代码（内容、代码值、排序）正确	
	各中心导入录入界面的正常值范围与单位正确	
	导出数据与录入数据的一致性	
数据清理功能	自动逻辑检查正常运行（提交模拟录入数据，参照 DVP 进行测试，确保填写正确数据时不会出疑问，填写错误数据时出疑问，且质疑信息的文字与预先设计一致）	
	人工逻辑检查正常显示与发送疑问	
	源数据核查正常显示与发送疑问	
	手工疑问正常显示与发送疑问	
	疑问确认功能正常运行	
用户功能测试	不同角色的用户功能准确	
稽查轨迹	可查看操作痕迹	
其他需要说明的问题		

数据录入界面测试问题及解决确认表

测试日期：   检查人：   签名：

确认日期：   检查人：   签名：

序号	页面名称	模块／字段	问题描述	是否改正（√）	再核查是否通过（√）

附件2 eCRF 数据录入界面测试记录表（外部）

项目名称：

测试日期：

测试人（签名）：

数据录入界面测试记录（申办方/CRO）

测试内容		测试结果（通过 √ / 未通过 ×）
系统总体情况	网速满足录入需求	
	系统功能能满足临床研究需要	
	系统稳定	
eCRF 构建	eCRF 中已包括研究病历上所有需要收集的数据	
	eCRF 上的数据录入符合流程	
数据录入与导出功能	录入与数据传输的正确与及时	
	数据项的数据类型、格式（字段长度、小数位数、数据类型、正常值范围属性）正确	
	数据项的限定录入属性设置正确（勾选框要求限定录入；就诊日期等要求限定格式，病史、不良事件等日期可以不限定）	
	数据项的代码（内容、代码值、排序）正确	
	各中心导入录入界面的正常值范围与单位正确	
数据清理功能	人工逻辑检查正常显示与发送疑问	
	源数据核查正常显示与发送疑问	
	手工疑问正常显示与发送疑问	
	疑问确认功能正常运行	
其他需要说明的问题		
测试时间		测试人签名

数据录入界面测试问题及解决确认表

测试日期：　　　　　　检查人：　　　　　签名：
确认日期：　　　　　　检查人：　　　　　签名：

序号	页面名称	模块 / 字段	问题描述	是否改正（√）	再核查是否通过（√）

附件 3　用户功能测试记录表（监查员）

项目名称：
测试角色：监查员

测试内容	测试结果 （通过√/ 未通过 ×/ 不适用 NA）
数据导出	
—正式 CRF 报告	
—模拟 CRF 报告	
—正式库 DCF 导出	
—模拟库 DCF 导出	
用户管理	
—登录信息	
—用户维护	
数据录入	
—数据录入情况汇总	
—模拟录入情况汇总	
—模拟录入	
—快速录入	
数据核查	
—数据核查情况汇总	
—模拟核查情况汇总	
—数据核查	
—模拟核查	
—手工疑问	
—模拟手工疑问 —模拟研究者审核	
数据报表	
—临床研究进度统计	
—疑问管理进度	
—录入完成至原始数据核查完成的天数	
—缺失数据一览表	

续表

—最后 1 个病例完成到数据库锁定所需时间	
—页面数据一览	
—各机构录入错误率	
疑问管理	
—模拟疑问解决情况整体汇总	
—疑问解决情况整体汇总	
—疑问管理	
—模拟疑问管理	
—数据澄清表（DCF）	
—模拟数据澄清表（DCF）	
—接收疑问	
—废止疑问	
—编辑疑问	
—确认疑问	
—重新发疑问	
—原始数据核查疑问	
—疑问解决情况汇总	
—模拟疑问解决情况汇总	
人工检查	
—人工数据检查	
—人工模拟检查	
—人工数据检查汇总	
—人工模拟检查汇总	
数据分析	
—异常理化检查结果	
—描述性分析	
—数据变化过程	
测试时间	测试人签名

注：病例报告表（case report form，CRF）；数据澄清表（data clarification form，DCF）。

184

附件 4 用户功能测试记录表（录入员）

项目名称：
测试角色：数据录入员

测试内容	测试结果（通过√／未通过 ×）
数据导出	
—正式 CRF 报告	
—模拟 CRF 报告	
—正式库 DCF 导出	
—模拟库 DCF 导出	
用户管理	
—登录信息	
数据录入	
—数据录入情况汇总	
—模拟录入情况汇总	
—数据录入	
—模拟录入	
—快速录入	
疑问管理	
—疑问管理	
—模拟疑问管理	
—数据澄清表（DCF）	
—模拟数据澄清表（DCF）	
—接收疑问	
—更新疑问数据	
—疑问解决情况汇总	
—模拟疑问解决情况汇总	
测试时间	测试人签名

附件 5 eCRF 发布申请表

项目名称：_____

申请人：   eCRF 版本：_____

申请日期：____年___月___日

附件：   测试记录

_____ / /
申请人签名   签名日期（ / /   ）

□同意 eCRF 发布   □须修订 eCRF 或补充必要测试后再次申请

_____ / /
数据管理室主任签名   签名日期（ / /   ）

□同意 eCRF 发布   □须修订 eCRF 或补充必要测试后再次申请

_____ / /
申办者 /CRO 签名   签名日期（ / /   ）

附件 6　用户培训记录及账户使用 / 账户信息变更申请书

项目名称：	
培训师：	
培训记录：　　　　我已接受了＿＿＿＿＿＿医院 eCRF 系统的培训	
申请人申明： 本人申请的权限与本人在项目中的分工授权一致。 我知道通过本人账户登录系统，在系统中的一切操作留下的电子记录等同于我手书签名的书面记录。 为确保安全，我会定期修改密码，登陆系统后，如有事暂时离开电脑，我会提前退出系统。 我会对试验数据等相关涉密信息进行保密，如因本人原因导致试验或受试者信息泄漏，我愿意承担相应后果。 不会将我的账户信息泄露给他人，如因本人泄露账户信息导致试验数据不真实，我愿意承担相应后果。	
接受培训人员 / 申请人（签名）	
签名日期	年　月　日
试验中心名称或所属单位名称（必填）	
项目中的权限（必填）如为变更请勾选□	
身份证号（必填）	
手机号码（必填）如为变更请勾选□	
电子邮箱（必填）如为变更请勾选□	
固定电话（如有）	

　　项目数据管理员、专职录入员及监查员请填写所属单位名称。

　　项目中有权限的人员：项目数据管理员、项目负责人、主要研究者、研究者、监查员、专职录入员、数据录入员、中心随机管理员、稽查员、质控员。

　　注意字迹务必清晰、工整。

　　以下由数据管理室主任 / 项目数据管理员填写：

分配权限 / 变更信息	分配 / 变更信息日期	备注
	年　月　日	个人信息变更请勾选□

　　　　　　　　　　　　　　　　　　　　　　　　　　　年　　月　　日

数据管理室主任 / 数据管理员签名　　　　　　　　　　　　签名日期

附件 7　上线后 eCRF 修订申请表

项目名称：

序号	访视序号	页面名称	模块 /字段	修订前	修订后	是否涉及 DVP 的修订 是（√）/ 否（×）	备注

注：如涉及 DVP 的修改请填写 DVP 修订申请表。

申办方 /CRO 申请人签名：＿＿＿＿＿＿＿＿＿＿＿＿

签字日期：＿＿＿＿年＿＿＿＿月＿＿＿日

附件 8 上线后 DVP 修订申请表

项目名称：

DVP 原排序码	修改要求（请勾选）	核查标准描述	备注
	□修改原核查　　□删除原核查 □新增核查，共＿＿条		

注：如新增核查，DVP 原排序码请填写 NA；如修改原核查，请在核查标准描述中具体描述修订前和修订后的核查标准；如删除原核查，核查标准描述请填写 NA。

申办方 /CRO 申请人签名：＿＿＿＿＿＿＿＿＿＿＿＿＿＿＿

签字日期：＿＿＿＿ 年 ＿＿＿ 月 ＿＿ 日

附件9 上线后 eCRF 修订一览表

项目名称：

eCRF 修订前版本号及版本日期：＿＿＿＿＿＿，＿＿＿＿＿＿＿＿＿＿

eCRF 修改后版本号及版本日期：＿＿＿＿＿＿，＿＿＿＿＿＿＿＿＿＿

序号	访视序号	页面名称	模块/字段	修订前	修订后	再测试是否通过（√）	是否涉及DVP的修订是（√）/否（×）	质控员签名	质控员签名时间

注：如涉及 DVP 的修改请填写 DVP 及核查程序修订记录，eCRF 修订后版本日期为质控员签字日期。

附件 10 DVP 及核查程序修订记录表

项目名称：

DVP 修订前版本号及版本日期：＿＿＿＿，＿＿＿＿＿＿＿＿

DVP 修改后版本号及版本日期：＿＿＿＿，＿＿＿＿＿＿＿＿

DVP原排序码	修改要求（请勾选）	核查标准描述	是否在系统中进行修改（√）	测试数据（测试病历号及错误数据，正确数据）	测试是否通过（√）	质控员签名	质控员签名时间
	□修改原核查 □删除原核查 □新增核查 共＿＿条						

注：若新增核查，DVP 原排序码请填写 NA。若修改原核查，请在核查标准描述中具体描述修订前和修订后的核查标准。若删除原核查，核查标准描述、测试数据请填写 NA。

附件 11　研究病历和 / 或 CRF 设计各方签字确认表

试验名称：_____

文件：□研究病历　　版本号及版本日期：_____，_____年 _____月 _____日

　　　□病例报告表　版本号及版本日期：_____，_____年 _____月 _____日

　　临床研究各方已对上述版本的文件完成审核，确认其设计符合临床研究方案的要求，数据管理室将根据该文件进行电子 eCRF 的设计。

　　如两份文件均需提供，数据管理方将根据病例报告表设计电子 eCRF。

临床研究各方	角色 / 职务	所属单位	签字	签字日期
申办方 /CRO	项目经理			
申办方 /CRO	监查员代表			
组长单位	主要研究者			
统计方	统计师			
数据管理方	数据管理室主任			
数据管理方	项目数据管理员			
其他				

附件 12　纸质盖章文件接收记录表

纸质盖章文件接收记录

试验名称				
文件提交日期	_____ 年 ____ 月 ____ 日			
方案版本号		方案版本日期	_____ 年 ____ 月 ____ 日	
研究病历版本号		研究病历版本日期	_____ 年 ____ 月 ____ 日	
病例报告表版本号		病例报告表版本日期	_____ 年 ____ 月 ____ 日	
申办者		主要研究者		
CRO（如有）				
备注				

注：如研究无研究病历／纸质病例报告表，请在版本号处填写 NA。

提交人在研究中的角色　　　　　　提交人签名　　　　　　签名日期（　　/　　/　　）

提交人联系电话：

数据管理室受理告知书（第一联归档）

我室已收到上述版本的　□纸质方案　□纸质研究病历　□纸质病例报告表，将以上述版本纸质文件为依据，在线设计电子病例报告表（eCRF）。

说明 1：eCRF 正式上线前如相关文件变更，请提交新版的纸质和电子文件，涉及eCRF 设计的，请填写变更一览表。

说明 2：eCRF 正式上线后如相关文件变更，请提交新版的纸质和电子文件，涉及eCRF 或数据核查计划（DVP）修订的，请填写修订申请表。

　　　　　　　　　　　　　　　　　　　　　　　　　　/　　/

项目数据管理员签名　　　　　　　　　　　　签名日期（　　/　　/　　）

注：请在接受的文件□前打勾。

数据管理室受理告知书（第二联交文件提交人）

我室已收到上述版本的　□纸质方案　□纸质研究病历　□纸质病例报告表，将以上述版本纸质文件为依据，在线设计电子病例报告表（eCRF）。

说明1：eCRF正式上线前如相关文件变更，请提交新版的纸质和电子文件，涉及eCRF设计的，请填写变更一览表。

说明2：eCRF正式上线后如相关文件变更，请提交新版的纸质和电子文件，涉及eCRF或数据核查计划（DVP）修订的，请填写修订申请表。

/　　/

项目数据管理员签名　　　　　　　　　　　　　　签名日期（　　/　　/　　）

注：请在接受的文件□前打勾。

附件 13　eCRF 正式上线前提交材料变更一览表

试验名称：	＿＿＿＿＿＿＿＿＿＿＿＿＿＿＿＿	变更材料：□纸质方案　□纸质研究病历 □纸质病例报告表	
文件提交日期：	＿＿＿＿年＿＿＿月＿＿＿日		
修订前：	版本号及版本日期＿＿＿＿＿＿＿， ＿＿＿年＿＿＿月＿＿＿日	修订后：版本号及版本日期＿＿＿＿＿＿， ＿＿＿年＿＿＿月＿＿＿日	

注：请勾选一项变更材料。每项变更均需填写 1 张变更一览表。

变更内容一览表：

修订前		修订后	
页码	内容描述	页码	内容描述

注：如为新增内容，修订前内容描述请填写 NA。

/　/

提交人在研究中的角色　　　　　提交人签名　　　　　签名日期（　/　/　）
提交人联系电话：

附件 14　用户权限失效申请书

项目名称	
试验中心名称或所属单位名称	
用户姓名	
用户身份证号	
失效用户在本项目中有何种权限	
失效用户权限原因	
申请用户权限何时失效（请填写具体日期）	年　　月　　日
备注	

申办方/CRO 项目负责人手写签名：　　　　　　　　签名日期：

以下由项目数据管理员填写：

失效权限	失效日期	备注
	年　月　日	

　　　　　　　　　　　　　　　　　　　　　　　年　　月　　日

　　注：专职录入员及监查员请填写所属单位名称。项目中的权限人员包括项目负责人、主要研究者、研究者、监查员、专职录入员、数据录入员、中心随机管理员、稽查员等。为保证用户权限及时失效，数据管理室可留存本表扫描件。

附件 15　用户功能测试记录表

项目数据管理员签名：　　　　　　　签字日期：

项目名称：	
测试角色：中心随机管理员	
测试内容	测试结果 （通过√ / 未通过 × / 不适用 NA）
用户管理	
—登录信息	
中心随机	
—中心随机管理	
√中心随机重发邮件	
—申请随机号	
—紧急破盲	
测试时间	测试人签名

第六节　数据核查

一、目的

旨在保证统计的试验数据有效、准确、可信。

二、适用范围

医院承担数据管理业务的临床试验。

三、说明

对于双盲临床试验，数据核查应该是在未知试验分组的情况下进行，数据质疑表内容应避免有偏差或诱导性的提问，诱导性的提问或强迫的回答会使试验的结果存有偏差。

数据核查可通过手动检查和电脑程序核查来实现。数据核查程序应当是多元的，每个临床研究人员有责任采用不同的工具从不同的角度参与数据库的核查和疑问清理工作。

有时，在数据清理过程中无须研究中心批准，项目数据管理员（PL）即可对数据按照事先特许的规定进行修订，主要是对明显的拼写错误进行更正，或根据研究中心提供的计量单位进行常规的数值转换。但这些数据清理惯例必须在数据管理计划中明确列举，并告知研究中心，同时保留原始数据，保证数据的溯源性。

四、标准操作流程

1. 数据核查计划

CRF 设计完成后，应根据流程制作数据核查计划（DVP）。DVP 是所有数据核查工作的标准。任何数据点的核查标准改变，都应该修订 DVP。

DVP 应该包含 CRF 中要求收集的所有数据点，每一个数据点核查标准的描述都应该使用简洁、明确的语言。

2.计算机核查

PL 对 DVP 进行分析，选出可以进行计算机自动核查的部分，编写程序并加载到 eCRF 系统中。录入员在录入数据时，计算机会自动对这些数据进行核查，以提高数据录入的质量及数据管理的效率。

3.人工核查

所有病例录入完成后，对无法使用计算机自动核查的数据，由 PL 根据 DVP 进行在线设置，由 CRA 进行在线审核，如合并用药中是否有禁用药物、AE/SAE 的记录，随机化依从情况等，若发现疑问可直接点击发送疑问。

4.数据质疑表

数据质疑表是 PL 与研究者进行数据确认的唯一工具。数据质疑表可以是电子的，也可以是纸质的。

PL 在进行数据清理期间发现的所有数据疑问，都应该以数据质疑表的方式要求研究者对疑问数据进行确认。研究者本人或录入员根据研究者确认的数据质疑表进行在线数据更新，PL 应对更新的数据再次进行审核，直到所有疑问数据都解决为止。

作为临床研究原始资料之一，数据质疑表原件应与原始病历一同保存。若使用电子化的管理，数据管理室将在线留存并备份数据质疑表；若使用纸质化的管理，数据管理室应保存数据质疑表复印件。

5.实验室检查值核查

PL 应在试验数据录入前，要求申办者 /CRO 提供有各研究中心检验科或药物临床试验机构盖章的实验室检查正常值范围表，如为盖章件的复印件，应加盖申办方 /CRO 公司红章，并告知申办者 /CRO，在试验期间，若发现实验室正常值范围变化，应及时向数据管理人员提供最新的正常值范围表。

正常值范围数据应由一名数据管理人员录入，由另一名数据管理人员校对。实验室检查正常值范围表应至少包括所有 CRF 需要收集的检查值的正常值范围、单位及起效日期。若出现研究中心实验室检查值单位不一致的情况，视试验方案中的统计计划要求决定是否需要统一单位。若需要，

PL 应要求申办者选择一个标准单位，并提供不同单位间的换算公式。此种情况下，在设计 CRF 时，应留出研究者填写"检查值单位"的空间，并在 CRF 填写说明或者 eCRF 培训时，告知研究者如实填写其真实检查值，由数据管理人员统一进行单位换算。

6. 数据审核会议

试验数据库冻结后，通知申办者召集数据审核会议，对未解决的数据问题进行最终审核，并进行统计分析的划分。

数据审核会议由申办方、研究者、数据管理人员和统计师共同参加，由 PL 介绍临床试验数据管理情况，并报告从数据库中筛查到的方案偏离情况，由项目经理 / 监查员补充其他临床操作过程中的方案偏离情况，由上述各方共同讨论并决定统计分析人群划分。

盲法试验中，数据审核会议应在揭盲之前进行，并且在数据审核会上对临床试验盲法保持情况进行讨论。

数据审核会议结束后，PL 应将会议结论整理成数据审核意见书，各方签字后，PL 根据数据审核意见书的内容将数据库解冻并进行数据答疑（如需要）。答疑完成后，完成数据审核意见第二版并交各方审核签字后，PL 可申请锁定数据库。

五、附件

具体文件见表 8-10。

表 8-10　附件汇总表

附件	文件名称	格式编号
1	附件 1：数据审核意见表	DM.007.01

附件 1 数据审核意见表

项目名称：
申办单位：
数据管理：
撰　写

数据管理员	单位	签字	签字日期

批　准

主要研究者	单位	签字	签字日期

数据管理室主任	单位	签字	签字日期

申办方 /CRO	单位	签字	签字日期

统计方	单位	签字	签字日期

本数据审核意见是对＿＿年＿＿月＿＿日数据盲态审核会上提出的问题做出的修订建议及＿＿＿＿＿的补充说明，项目数据管理员、监查员、录入员将根据以下意见对数据库进行更新。

序号	中心	病例编号	异常病例描述	数据集定义			备注
				FAS	PPS	SS	
未完成临床试验的病例							
超窗病例							
违反纳入排除标准病例							

注：全分析集（Full Analysis Set，简称 FAS）、符合方案集（Per Protocol Set，简称 PPS）、安全集（Safety Set，简称 SS）

其他数据审核意见：

编号	中心	药物号	问题描述	修订建议	备注	修订结果（按建议修订请填写"√"，未按建议修订请填写具体修订结果）
1						
2						
3						

第七节　数据库的冻结与解冻

一、目的

旨在保证数据库的冻结与解冻流程规范、合理、可行。

二、适用范围

医院承担数据管理业务的所有临床试验。

三、说明

数据库冻结是在数据清理完毕，研究者进行在线电子签名后，为了防止数据库文档无意或未授权的更改而取消的数据库编辑权限。

数据库冻结和解冻的过程和时间应有明确的文档记录。

四、标准操作流程

1. 数据库冻结

数据库冻结应满足以下前提条件：①需分析的数据已经正确录入数据库。②需分析的数据已完成数据清理。③非病例报告表数据已经合并到试验数据库中，并完成了与试验数据库的数据一致性核查（如有）。④已完成医学编码（如需要）。⑤研究者已对 eCRF 进行电子签名。⑥已更新并保存了试验相关文档。

项目数据管理员（PL）确认试验符合以上条件后，向数据管理室主任及申办者或 CRO 提出数据库冻结申请，数据管理室主任及申办者或 CRO 同意后，由 PL 冻结试验数据库，取消所有用户对 eCRF 的编辑权限，所有用户只具备只读权限。

数据库冻结后，依据具体试验要求，PL 可导出数据，撰写盲态审核报告和数据管理报告。

2. 数据库解冻

数据库冻结后，数据审核会（或称盲态审核会）前，如需修订数据，在获得申办者同意后，PL可解冻数据库进行数据更新。数据更新后，PL可申请再冻结数据库。

数据审核会（或称盲态审核会）后，PL按照数据审核意见书中的内容对数据库进行解冻并更新数据。

五、附件

具体文件见表8-11。

表8-11　附件汇总表

附件	文件名称	格式编号
1	附件1：数据库冻结记录表	DM.015.01
2	附件2：数据库解冻记录表	DM.015.02

附件1　数据库冻结记录表

试验名称	
项目数据管理员	姓名/电话/E-mail

冻结前确认：

项目	是	否	NA
需分析的数据已经正确录入数据库			
需分析的数据已完成数据清理			
非病例报告表数据已经合并到试验数据库中，并完成了与试验数据库的数据一致性核查（如有）			
已完成医学编码（如需要）			
研究者已对eCRF进行电子签名			
已更新并保存了试验相关文档			
已向数据管理室主任申请冻结数据库			
已向申办者/CRO申请冻结数据库			

批准冻结：

_____医院			
数据管理室主任	单位	签字	签字日期
申办者/CRO	单位	签字	签字日期

项目数据管理员签字：_____　　签字日期：_____

数据库冻结记录

数据冻结：

冻结日期	
第几次冻结	

冻结后确认	是	否	NA
所有ID均无法修改数据			
冻结后的数据库已导出并备份			
已通知申办者/CRO数据冻结			

项目数据管理员签字：_____　　签字日期：_____

附件2 数据库解冻记录表

试验名称	
项目数据管理员	姓名 / 电话 /E-mail

解冻前确认：

项目	是	否	NA
数据管理室主任是否同意相关修订			
申办者 /CRO 是否同意相关修订			

备注	附修订内容说明或会议记录

批准解冻：

_____医院

数据管理室主任	单位	签字	签字日期
申办者 /CRO	单位	签字	签字日期

数据解冻：

解冻日期	
第几次解冻	

项目数据管理员签字：_____ 签字日期：_____

第八节　数据库的锁定与解锁

一、目的

旨在保证数据库的锁定与解锁流程规范、合理、可行。

二、适用范围

医院承担数据管理业务的所有临床试验。

三、说明

数据库锁定是为了防止数据库文档无意或未授权的更改而取消的数据库编辑权限。

数据库锁定过程和时间应有明确的文档记录，对于双盲临床试验，数据库锁定后才可以揭盲。

如果一个数据库锁定后又重新开锁，这个过程必须谨慎控制，仔细记录。

四、标准操作流程

1. 数据库锁定

数据锁定应满足以下前提条件：①所有数据已经正确录入数据库。②所有的数据质疑已经解答并进入数据库。③非病例报告表数据已经合并到试验数据库中，并完成了与试验数据库的数据一致性核查（如有）。④已完成医学编码（如需要）。⑤已完成最终的数据的逻辑性和一致性验证结果审查。⑥已完成最终的明显错误或异常的审查。⑦已完成数据审核，并将审核中发现的错误发生率记录在文档中。⑧研究者已对 eCRF 进行电子签名。⑨已更新并保存了所有试验相关文档。

项目数据管理员（PL）确认试验符合以上条件后，向数据管理室主任及申办者或 CRO 提出数据库锁定要求，数据管理室主任及申办者或 CRO

同意后，由 PL 锁定试验，取消所有用户对 eCRF 的操作权限。

2. 数据库解锁

数据库锁定后发现的数据错误，如经主要研究者、统计分析人员、数据管理室主任及 PL 讨论为一般性数据错误，应以纸质数据质疑表的方式向研究者提出疑问。答疑结果经主要研究者、统计分析人员及 PL 共同审核签字后生效，答疑表一式两份，一份由各中心保存，一份交数据管理单位保存，PL 将上述生效的质疑表扫描后交统计人员，由统计人员将相关错误数据在统计分析库中进行更新，并在统计分析报告中进行说明。

如发现的数据错误经主要研究者、统计分析人员、数据管理室主任及 PL 讨论为对安全性 / 有效性分析有重要影响的数据错误，并且上述各方认为应为此解锁数据库进行数据更新，应先以纸质数据质疑表的方式向研究者提出疑问，答疑结果经主要研究者、统计分析人员、数据管理室主任及 PL 共同审核签字后生效。PL 在获得上述生效的数据质疑表后，申请解锁数据库，获得上述各方批准后方可解锁数据库进行数据更新。数据库解锁情况应在数据管理报告中进行描述，对于盲法试验，揭盲后解锁更新数据的情况应在总结报告中进行描述。

3. 数据库移交与备份

数据完全锁定后，应将数据库导出并刻盘。包含数据库的光盘应一式三份，一份提交统计专家用于统计分析，一份提交申办者，另一份提交 DMD 作为备份文件保存。

五、附件

具体文件见表 8-12。

表 8-12　附件汇总表

附件	文件名称	格式编号
1	附件 1：数据库锁定记录表	DM.008.01
2	附件 2：数据库解锁记录表	DM.008.02
3	附件 3：数据库移交记录表	DM.008.03

附件 1 数据库锁定记录表

试验名称	
项目数据管理员	姓名 / 电话 /E-mail

锁定前确认：

项目	是	否	NA
所有数据已经正确录入数据库			
所有的数据质疑表已经解答并进入数据库			
非病例报告表数据已经合并到试验数据库中，并完成了与试验数据库的数据一致性核查（如有）			
已完成医学编码（如需要）			
已完成最终的数据的逻辑性和一致性验证结果审查			
已完成最终的明显错误或异常的审查			
已完成数据质量审核，并将质量审核中发现的错误发生率纪录在文档中			
研究者已对 eCRF 进行电子签名			
已更新并保存了所有试验相关文档			
已向数据管理室主任申请锁定数据			
已向申办者 /CRO 申请锁定数据			

批准锁定：

_____医院			
数据管理室主任	单位	签字	签字日期
申办者 /CRO	单位	签字	签字日期

项目数据管理员签字:_____   签字日期:_____

数据库锁定记录

试验名称	
项目数据管理员	姓名 / 电话 /E-mail

数据锁定:

锁定日期	
锁定账户	依次列出锁定的 ID

锁定后确认	是	否	NA
所有锁定的 ID 均无法修改数据			
锁定后的数据库已导出并备份			
已通知申办者数据锁定			

项目数据管理员签字:_____   签字日期:_____

附件 2 数据库解锁记录表

试验名称	
项目数据管理员	姓名 / 电话 /E-mail

解锁前确认：

项目	是	否	NA
数据管理室主任是否同意相关修订			
申办者 /CRO 是否同意相关修订			
主要研究者是否同意相关修订			
统计专家者是否同意相关修订			

项目数据管理员签字：_____　　　　　签字日期：_____

数据库再锁定记录：

试验名称	
项目数据管理员	姓名 / 电话 /E-mail

数据解锁：

解锁日期	
解锁账户	依次列出解锁的 ID

再锁定前确认	是	否	NA
修订内容是否与各方批准的内容一致			
是否所有需要研究者确认的修订都已获得书面确认			
已向数据管理室主任及申办方（或 CRO）申请锁定数据			

批准锁定：

_____医院			
数据管理室主任	单位	签字	签字日期
申办者 /CRO	单位	签字	签字日期

数据锁定：

锁定日期	
解锁账户	依次列出解锁的 ID

再锁定后确认	是	否	NA
所有锁定的 ID 均无法修改数据			
锁定后的数据库已导出并备份			
已通知申办者数据锁定			

项目数据管理员签字：_____　　　　签字日期：_____

附件 3　数据库移交记录表

数据库移交记录

试验名称	

数据库最终锁定日期	
移交数据库载体	
数据库移交日期	

我已收到上述数据库。

接收方	签字	签字日期
申办者 / 统计方		

项目数据管理员签字:_____　　　　签字日期:_____

第九节　数据管理质量控制

一、目的

通过 EDC 系统对数据管理程序和内容进行质量控制，旨在保证数据的安全性、准确性、及时性与规范性。

二、适用范围

医院负责数据管理的所有临床试验。

三、标准操作规程

质量控制人员的职责是对项目数据管理工作进行检查和监督，包括设计阶段对 eCRF 及核查程序的质控，实施阶段对数据质疑的质控，结束阶段对全过程的质控检查等。

四、附件

具体文件见表 8-13。

表 8-13　附件汇总表

附件	文件名称	格式编号
1	附件 1：质量控制检查清单	DM.010.01
2	附件 2：数据质疑 / 关闭质控清单	DM.010.02
3	附件 3：数据质疑 / 关闭评估清单	DM.010.03

附件 1　质量控制检查清单

项目名称：

项目数据管理员：

检查项目	是	否	不适用
有无制定完整详细的数据管理计划（查阅数据管理计划）	☐	☐	☐
eCRF 的构建是否按照定稿方案和研究病历执行	☐	☐	☐
eCRF 是否通过内部测试并有测试记录（查阅测试记录）	☐	☐	☐
eCRF 有无经过并通过用户和 / 或申办者测试（查阅测试记录）	☐	☐	☐
正式版 eCRF 的发布是否由申办者确认（查阅上线申请）	☐	☐	☐
用户是否通过培训（查阅用户培训记录及申请书）	☐	☐	☐
系统中分配的人员及其角色是否与实际申请的账户一致	☐	☐	☐
发布后 eCRF 修改是否有记录（查阅 eCRF 修订记录，如涉及 DVP 的修订，查阅 DVP 修订记录）	☐	☐	☐
用户是否明确保密内容（查阅 EDC 系统账户使用保密承诺书）	☐	☐	☐
是否审阅所有非原始数据核查疑问	☐	☐	☐
实际受试者人数和数据库受试者人数是否一致	☐	☐	☐
不良事件是否复查完毕	☐	☐	☐
是否有数据审核（查阅数据审核意见）	☐	☐	☐
是否有锁定 / 解锁数据库的记录（查阅数据库锁定 / 解锁记录）	☐	☐	☐
导出的数据库词典 / 数据代码表是否清楚	☐	☐	☐
是否定期备份系统数据库	☐	☐	☐
有无制作数据光盘，备份数据	☐	☐	☐
项目结束后，各种文件是否整齐存档	☐	☐	☐
是否完成数据管理报告	☐	☐	☐

质量控制检查员签字：_____　　检查日期：_____

附件 2 数据质疑 / 关闭质控清单

项目名称:

项目数据管理员:

序号	中心号	随机号 / 药物号	质疑在 EDC 中的编号	请选择错误质疑 / 关闭	问题描述(如无问题,请填写无)	数据管理员回复解决情况及时间

注:

1. 抽样比例依据:主要疗效指标 100% 质控;其他指标对每个自动逻辑核查及其他数据管理员(data management,DM)发出的疑问,每个中心抽查 1 个疑问。

2. 应在完成 1/3 病例数据质疑及关闭时,进行首次质疑质控(1/3 病例数大于 30 例时,在完成前 30 例质疑及关闭时进行首次质控);数据清理完毕时再进行 1 次数据质疑 / 关闭质控及评估。

3. 对主要疗效指标涉及的质疑应进行 100% 的质控评估。

4. 其他指标的数据质疑或关闭时,如出现两个可能影响数据准确性的不正确质疑或关闭,应对其他指标进行 100% 的质控评估。

5. 不正确的数据质疑或关闭造成的所有的数据错误,均应追踪;所有数据错误均应通过再质疑的方式更新。

质量控制员签字: 签字日期:

附件 3　数据质疑 / 关闭评估清单

项目名称：

项目数据管理员：

评估指标	主要疗效指标相关质疑 错误率（错误疑问数 / 主要疗效指标相关疑问数）	其他指标			
		抽样疑问数 / 总疑问数	错误质疑数	错误率（错误疑问数 / 抽查疑问数）	抽样比例依据
数据质疑错误率					每个自动逻辑核查及其他 DM 发出的疑问，每个中心抽查 1 个疑问
数据关闭错误率					每个自动逻辑核查及其他 DM 发出的疑问，每个中心抽查 1 个疑问

注：

1. 抽样比例依据：主要疗效指标 100% 质控；其他指标对每个自动逻辑核查及其他 DM 发出的疑问，每个中心抽查 1 个疑问。

2. 应在完成 1/3 病例数据质疑及关闭时，进行首次质疑质控（1/3 病例数大于 30 例时，在完成前 30 例数据质疑及关闭时进行首次质控）；数据清理完毕时再进行 1 次数据质疑 / 关闭质控及评估。

3. 对主要疗效指标涉及的质疑应进行 100% 的质控评估。

4. 其他指标的数据质疑或关闭时，如出现两个可能影响数据准确性的不正确质疑或关闭，应对其他指标进行 100% 的质控评估。

5. 不正确的数据质疑或关闭造成的所有的数据错误，均应追踪；所有数据错误均应通过再质疑的方式更新。

质量控制员签字：　　　　　　　　　　　签字日期：

第十节　医学编码

一、目的

旨在规范临床研究中病史、不良事件、研究前用药、合并用药等文本数据的编码过程。

二、适用范围

医院数据管理室进行医学编码的所有临床试验。

三、说明

编码单位及委托编码单位应按相关编码字典要求，具有相应的版权。

四、标准操作流程

1. 编码范围确定

临床试验需编码的数据一般包括病史、不良事件、研究前用药及合并用药，在项目准备阶段，PL 应与申办方 /CRO 沟通研究需编码的数据范围，并在 DMP 中进行具体规定。

2. 编码字典及其版本

在项目准备阶段，PL 应与申办方 /CRO 沟通研究编码使用的字典及其版本，并在 DMP 中进行详细规定。

3. 编码及其质量控制

编码分为自动编码和人工编码，由数据管理系统直接将需编码字段与编码字典进行匹配，进行自动编码；无法进行自动编码的，由 PL 进行人工编码。如有必要，PL 可通过在线疑问管理功能向研究者确认需编码字段的准确性。无论自动编码还是人工编码，均须由项目质控人员进行 100% 的质控。质控完毕，PL 可将编码列表（EXCEL 格式）递交统计人员或申

办方 /CRO。

五、附件

具体文件见表 8–14。

表 8–14　附件汇总表

附件	文件名称	格式编号
1	附件 1：医学编码质量控制清单	DM.012.01

附件 1 医学编码质量控制清单

医学编码质量控制清单

项目名称：

项目数据管理员：

本项目编码字段 1：_____，编码数量 _____ 条；质控后重新编码的数量 _____ 条。

本项目编码字段 2：_____，编码数量 _____ 条；质控后重新编码的数量 _____ 条。

本项目编码字段 3：_____，编码数量 _____ 条；质控后重新编码的数量 _____ 条。

本项目编码字段 4：_____，编码数量 _____ 条；质控后重新编码的数量 _____ 条。

是否对全部编码进行质控　　□是 □否。

质控问题描述：

问题序号	字段	病例号	序号（仅重复录入字段填写）	问题描述	数据管理员处理结果描述	质控员确认

质量控制员签字：　　　　　　　　　签字日期：

第十一节　外部数据管理

一、目的

旨在保证外部数据传输和清理的规范性。

二、适用范围

医院负责数据管理的所有临床试验。

三、说明

外部数据的收集流程应在临床操作 SOP 中进行具体规定。

目前 CDMS 系统尚不支持外部数据导入，本 SOP 旨在规范相关外部数据线下传输流程。

四、标准操作流程

1. 确定外部数据范围

临床研究中的外部数据是指在研究中心以外的第三方提供的研究数据，常见的外部数据有中心实验室数据、交互式语音 / 网络应答数据、电子受试者日记。在项目准备阶段，PL 应与申办方 /CRO 沟通研究外部数据范围，并在 DMP 中进行具体规定。

2. 确定外部数据传递方式与频率

在项目准备阶段，PL 应与申办方 /CRO 沟通研究涉及的外部数据传递方式、格式及频率，并在 DMP 中进行详细规定。

3. 外部数据的清理及其质量控制

如外部数据不经数据管理部门直接发送统计单位，则数据管理部门不负责该部分数据的清理。

如外部数据以电子形式（如 EXCEL、SAS 等格式）发送数据管理部门，不再导入 CDMS，则由 PL 在项目准备阶段将该部分数据核查要点写入 DVP 中，并通过纸质形式发送数据质疑表。

如外部数据以纸质形式传递，可由数据管理部门集中录入到 CDMS，也可将数据直接传递到各中心，由各中心录入员录入到 CDMS。PL 应根据项目情况，与申办方 /CRO 沟通后在 DMP 中进行详细规定。PL 应在 DVP 中列出相关外部数据的核查要点，数据清理流程与本项目 CDMS 上的其他数据相同。

如外部数据以纸质形式传递到数据管理部门集中录入，关键指标应进行 100% 转录质控。非关键指标，如总病例数小于 100，则随机抽取例数为总病例数的平方根进行转录质控；总病例数大于 100，则随机抽取 10% 的例数进行转录质控。

允许的数据错误标准：关键指标为 0%；非关键指标为数值 ≤ 0.2%，文本 ≤ 0.5%。

如外部数据为各中心分别录入，则由 CRA 负责转录质控。外部数据的一致性核查由 CAR 负责。

五、附件

具体文件见表 8-15。

表 8-15　附件汇总表

附件	文件名称	格式编号
1	附件 1：外部数据移交记录表	DM.013.01
2	附件 2：外部数据转录质量控制清单	DM.013.02

附件 1　外部数据移交记录表

试验名称	

外部数据名称	
移交频次	如第 1 次移交
移交载体	
移交格式	
移交数量	如 001～100 号
移交日期	

移交方	签字	签字日期
如申办方		

接收方	签字	签字日期
如数据管理室		

附件 2　外部数据转录质量控制清单

外部数据转录质量控制清单

项目名称：

项目数据管理员：

核查次数	总例数	关键指标	非关键指标			
		错误率	抽样例数	抽样比例	抽样比例依据	错误率
第1次					总病例数小于100，则随机抽取例数为总病例数的平方根	
第2次					总病例数大于100，则随机抽取10%的病例	

质量控制员签字：　　　　　　　　　　签字日期：

第十二节　文件资料的归档

一、目的

旨在保证临床研究数据管理过程中的所有数据和资料保存完好。

二、适用范围

医院负责数据管理的临床试验。

三、说明

数据管理过程中产生的文件是指由数据管理人员及其他参与数据管理工作的相关人员制作的所有文件及资料。

四、标准操作流程

1. 文件资料的分类

将所有文件资料按以下分类进行管理：①数据管理系统验证文档。②数据管理 SOP 及其更新。③数据管理成员专业档案。④临床试验项目数据管理文档。⑤其他文件。

2. 文件归档管理制度

文件归档管理制度包括：①与数据管理相关的原始资料的形成、积累由数据管理员完成，存放于数据管理部门。②档案保存时间按《药物临床试验质量管理规范》要求，保存临床试验资料至临床试验终止后五年。

3. 项目文件存档结构

建议使用一目了然的存档结构，如以下结构目录：①试验标识＼数据。②试验标识＼数据字典。③试验标识＼疑问表。④试验标识＼数据管理报告。⑤试验标识＼数据清单。

4. 电子数据的归档

PL 应明确电子数据归档的职责，并按照议定的时间表进行归档。考虑到存储空间问题，应把数据压缩进行存储。保留可使用电子存档介质的硬件，如光盘，并测试存档文件是否能够重现数据。

五、附件

具体文件见表 8-16。

表 8-16　附件汇总表

附件	文件名称	格式编号
1	附件 1：项目归档文件目录	DM.009.01

附件 1　项目归档文件目录

项目名称：

序号	文件	是否归档
1	研究方案	
2	研究病历 /CRF	
3	数据管理计划	
4	数据核查计划	
5	逻辑核查测试脚本	
6	逻辑核查测试报告	
7	数据库设计文档	
8	用户功能测试记录（监查员）	
9	用户功能测试记录（录入员）	
10	eCRF 数据录入界面测试记录（内部）	
11	eCRF 数据录入界面测试记录（外部）	
12	EDC 用户手册（在线）	
13	eCRF 填写指南	
14	eCRF 发布申请	
15	用户培训记录及账户使用申请书	
16	申办方 eCRF 及 DVP 修订申请（如有）	
17	eCRF 及 DVP 修订记录（如有）	
18	空白 / 含数据 CRF（PDF 版）	
19	注释 CRF	
20	数据库交接记录（交统计方 / 申办方）	
21	各中心实验室理化指标参考值范围	
22	数据管理报告 / 盲态核查报告	

序号	文件	是否归档
23	数据审核意见	
24	数据管理报告	
25	数据库锁定记录	
26	数据库解锁记录	
27	稽查轨迹（电子版）	
28	用户权限历史记录（电子版）	
29	研究者和 CRA 有价值的 Email 打印件	
30	会议或讨论记录	
31	存档光盘	
32	数据管理文件版本管理	
33	其他未列出的文件	

第九章 临床试验协调员日常质量管理体系文件

　　临床试验协调员（CRC），指经主要研究者授权，在临床试验中协助研究者进行非医学判断的相关事务性工作的人员，是临床试验的参与者、协调者。

　　CRC的诞生与GCP的发展密不可分。自20世纪70年代GCP诞生以来，临床试验的整体质量、研究效率及伦理等各方面的要求逐渐提高，与此同时，申办者、研究者、临床试验机构的人员及其他参与临床试验的研究人员，在履行自身职责的同时需要负担更多专业以外的职责及事务，造成了职责不明、工作交流不顺畅、研究精力分散等各种问题，显然这些问题会降低临床研究效率及质量。在此背景下，美国率先出现了专门对临床试验全程进行协调的职业，即CRC。发展至今，CRC发展为临床研究中的一员和一项专门的职业已有约40年的历史，CRC在临床试验中的地位已然不可或缺。一位专业、负责的CRC可以帮助研究者及时发现并解决问题，同时使参与临床试验的其他各方人员专注于自身专业领域，达到事半功倍的研究效果。

　　我国的临床试验协调员职业化起步较晚，目前我国仍未有官方指导层面的行业规范。根据观察，目前注册类临床研究都有专职CRC，部分临床研究机构/科室也在雇佣专职CRC，并各自根据机构SOP和管理制度对CRC进行培训。在我国，绝大多数CRC人员具有医药学背景，其学历大多为大专/大学及以上。据中国CRC之家统计，从2015年7月22日后，短短两年时间，新药临床试验对CRC的需求不断增加，CRC人员数量从两千余人发展到七千余人，但依然不能满足项目的需要。每个临床试验现场管理组织（SMO）都在持续招聘新人，CRC的职业热度不断升温。但很多公司规模尚小，入职门槛低，培训不到位，导致从业人员水平和能力参差不齐，职业定位不明确，流动性较大。所以作为CRC管理者，建设一套符合我国国情及法规要求、可全面覆盖临床试验过程中产生的问题、可操作性强的专业的临床试验协调员管理体系,可以确保临床试验实施过程中质量的稳定性,其重要性不言而喻。

针对目前我国 CRC 行业存在的问题,结合 GCP 机构工作中的实际情况,CRC 办公室制定了一套基于质量和流程管理的 SOP,以供同道参考。

第一节　CRC 培训考核管理制度

一、目的

旨在保证参与临床试验的 CRC 资质能力符合研究中心及项目要求。

二、适用范围

第三方公司委派到研究中心负责临床试验的 CRC 及医院在职 CRC。

三、工作流程

1.CRC 培训制

CRC 培训制包括:①外院 CRC 在机构备案前应接受过 GCP 培训,并取得 GCP 证书。②外院 CRC 应接受机构 CRC 管理制度、各部门职责及 CRC 工作流程培训(详见 CRC 培训管理制度)。③为保证和提高临床试验质量,在每个临床试验启动前需召开院内启动会,CRC 参加院内启动会并配合机构办及 CRA,协助临床试验主要研究者(principal investgator,PI)组织所有参与试验的人集中培训。④参与项目的 CRC 需在项目启动前或在项目启动当天完成 EDC 的培训,考核通过获取 EDC 证书后,方能被 PI 授权进行数据录入及非医学相关质疑解答。⑤项目进行中产生的方案更新、知情同意更新等需要及时获得申办方或 SMO 培训,并保留培训记录。⑥ CRC 应积极参加机构组织的院内 GCP 培训及临床试验技术及管理培训班。

2.CRC 培训内容

CRC 培训内容包括：①现行 GCP 及法规的培训。②相关 SOP 培训。③临床试验方案培训。④其他与临床试验相关的培训。⑤熟悉申办者所提供的与临床试验有关的资料与文献。

3.CRC 考核制度

PI 应对 CRC 的工作进行授权、监督及检查；科室质控员应负责对 CRC 项目进度、质量及各个节点要求进行监督；机构通过例行质控，检查 CRC 资质、考核 CRC 的工作情况。针对质控发现的问题，CRC 应按照要求做出整改。

四、附件

具体文件见表 9-2。

表 9-2　附件汇总表

附件	文件名称	格式编号
1	附件 1：CRC 考核评估表	CM.002.01

附件 1　CRC 考核评估表

被考核人：_____　考核人：_____　考核日期：_____

项 目	考核内容	评分标准	分数
A. 基础知识（共20分）	GCP、ICH-GCP 及其他相关法规	（0~1分）差：对要求掌握的基础知识生疏，不了解关键知识点，不能理解和运用，文档管理无条理，资料不齐全 （2分）一般：知道基础知识内容，但关键知识点掌握生疏，不能理解和运用，资料较齐全，流程不熟悉	5
	中药临床试验基础知识掌握		5
	机构工作流程	（3分）合格：了解各基础知识，知道关键知识点，运用有待加强，了解流程及资料整理要求 （4分）良好：了解各基础知识，熟悉关键知识点，能够理论结合实际，熟悉流程，资料齐全 （5分）优秀：熟悉各基础知识，掌握关键知识点，能够理论结合实际，熟悉流程，资料整理清晰、齐全、无误	5
	文档管理		5
B. 态度及其他（共20分）	衣着、仪表	（0~1分）差：衣着不得体，工作积极性不高，不愿承担责任，沟通不畅，满意度差，任务不能完成	4
	沟通能力		5
	主动性	（2分）一般：衣着有待提高，工作不够认真，沟通较少，主动积极性和责任心有待提高，满意度一般，任务执行不到位	4
	学习与适应能力	（3分）合格：衣着得体，工作相对认真，勇于沟通，主动积极性和责任心有待提高，满意度一般，任务基本可以完成 （4分）良好：衣着得体，工作比较认真，善于沟通，主动、热情、有责任心，满意度良好，任务可以执行完成 （5分）优秀：衣着得体专业，工作认真，善于积极沟通，主动、热情、责任心强，满意度优秀，任务可以准确无误地完成	5

续表

项目	考核内容	评分标准	分数
C. 项目操作情况（共60分）	试验方案掌握程度	（0～1分）差：具备一些专业知识和技能，项目操作要求不熟悉，不能独立完成各项工作安排	5
	方案违背情况		4
	知情同意情况		5
	研究用药品/器械的管理		5
	实验室样本、物资等的管理	（2分）一般：具备一定的专业知识和技能，大概了解项目操作要求，监督下基本可以完成项工作安排	4
	研究病历管理	（3分）合格：具备基本的专业知识和专业技术能力，了解项目操作要求，可以基本独立完成各项工作安排	5
	CRF填写情况		5
	研究者文件夹管理	（4分）良好：具备较强的专业知识和专业技术能力，掌握项目操作要求，可以独立完成各项工作安排	4
	合并用药的管理		5
	安全性事件的管理	（5分）优秀：具备深厚的专业知识和专业技术能力，熟练掌握项目操作要求，可以出色独立完成各项工作安排	4
	伦理相关工作		5
	其他（例如发现、解决问题的能力）		5
D. 患者访视流程（20分）	提前约患者	（0～1分）差：未提前约访患者，未告知患者访视注意事项，访视流程不熟悉，访视结束后资料文档未整理	4
	访视注意事项	（2～3分）一般：提前约访患者，告知患者访视注意事项，访视流程较熟悉，访视后资料归档不完善	4
	访视流程		4
	访视后工作流程	（4～5分）良好：提前约访患者，详细告知患者访视注意事项，访视流程熟悉，访视后资料归档	4
总分			
问题总结			
意见与建议			

评分注意事项：没有涉及的内容可以评基础分3分

233

第二节　CRC 培训管理制度

一、培训目的

旨在规范临床研究协调员的培训管理，使参与临床试验工作的临床协调员掌握必需的技能及经验，提高临床试验质量。

二、适用范围

该制度适用于参与本机构临床试验的所有临床研究协调员。

三、培训

1. 培训职责

具体培训职责见表 9–3。

表 9–3　培训职责表

序号	岗位	职责	备注
1	机构主任	①审核和批准 CRC 的培训管理制度 ②审核及批准年度培训计划及总结 ③组织或协助完成机构培训计划 ④检查、评估培训实施情况 ⑤管理控制培训费用	
2	CRC 主任	①审核培训管理制度 ②审核年度培训计划与总结 ③组织或协助完成培训计划	
3	CRC 秘书	①对各项培训记录、证书、相关资料进行归档 ②撰写 CRC 的培训管理制度 ③撰写年度培训计划及总结 ④了解并反馈培训需求	
4	临床研究协调员（以下简称 CRC）	①按时参加机构组织的各项培训 ②按时完成考试（如有）	

2. 培训内容

具体培训内容见表9-4。

表9-4　培训内容表

层级	培训类别	培训内容	学习方式	学习频率
一级	新CRC（未在本机构参与过临床试验的CRC）岗前培训	①机构制度 ②院内临床试验流程 ③办公系统	网络	岗前1次
	基本技能培训	①药物临床试验质量管理规范 ②受试者管理 ③药物/器械管理 ④试验文档管理 ⑤样本管理 ⑥CRC工作职责	网络	岗前1次
二级	经验分享	中药临床试验常见问题及对策	面对面	每季度1次
三级	法规/指南/指导原则	中药新药临床研究一般原则	面对面	每年1次
四级	进阶培训	①最新业内法规变化会议分享 ②疾病知识	网络	每月1次

3. 培训实施

①CRC负责人按计划组织、实施各项培训，并监督实施情况。②培训者提前准备好培训课件，包括PPT、试卷等。③CRC秘书提前发放培训通知。④机构主任/CRC秘书组织培训，收集培训问题及培训反馈。⑤CRC秘书收集考试问卷（如有）。⑥CRC秘书统计考核成绩并印发证书/培训记录。⑦CRC秘书归档培训记录及相关培训资料。

四、附件

具体文件见表9-5。

表9-5　附件汇总表

附件	文件名称	格式编号
1	附件1：CRC培训记录表	CM.004.01

附件 1　CRC 培训记录表

培训名称：
培训时间：
培训地点：
培训者： 培训者姓名（正楷）_____　　　签名_____　　　日期_____
培训内容：   培训讨论：   　　　　　　　　　　　　　　　　　　　　记录人：_____
参加培训者： 姓名（正楷）_____　　　签名_____　　　日期_____
姓名（正楷）_____　　　签名_____　　　日期_____
姓名（正楷）_____　　　签名_____　　　日期_____
姓名（正楷）_____　　　签名_____　　　日期_____
姓名（正楷）_____　　　签名_____　　　日期_____
姓名（正楷）_____　　　签名_____　　　日期_____
姓名（正楷）_____　　　签名_____　　　日期_____
姓名（正楷）_____　　　签名_____　　　日期_____
姓名（正楷）_____　　　签名_____　　　日期_____

第三节 CRC登记管理制度

一、目的

旨在规范管理研究中心临床试验参与人员的资质。

二、适用范围

第三方公司委派到研究中心负责临床试验的 CRC 及医院在职 CRC。

三、工作流程

1. 研究中心参与临床试验的 CRC 应遵循的要求

①在正式开展工作之前须经机构办审核资质并备案。②严格遵守研究中心临床试验相关管理制度和 SOP。③对参与的临床试验项目、受试者、研究中心及申办方所有信息保密。④须在 PI 的首授权下开展非医学判断的相关工作，不得从事未经授权和不具备资质的工作。

2. 院外 CRC 的监督管理

①临床试验现场管理组织（SMO）作为院外 CRC 聘用单位，在工作过程中，应配合研究中心共同对 CRC 进行管理、监督、评估、指导，必要时提供有关技能的再培训。② CRC 在研究中心工作期间，应严格在 PI 授权职责范围内开展工作，并服从研究中心的管理。

3. 采取处罚措施的情况

如因 CRC 原因出现下列行为之一，研究中心有权采取相应的处罚措施，以避免受试者伤害事件或影响数据真实可靠性情况的发生：①严重违反研究中心的规章制度。②违反 GCP 原则。③严重违反临床试验方案。④伪造或篡改研究数据。⑤从事授权之外的医学判断及处理等相关工作。⑥泄露申办方、受试者或研究中心相关信息。⑦其他违背研究中心要求，造成严重后果的行为。

四、附件

具体文件见表 9-6。

表 9-6 附件汇总表

附件	文件名称	格式编号
1	附件 1：院内研究人员登记表	CM.005.01
2	附件 2：CRC 的工作职责	CM.005.02

附件 1　院内研究人员登记表

合同号/院内受理号	首次伦理批准日期	申办者	CRO	项目名称	科室	职务	联系方式

附件 2　CRC 的工作职责

1. 临床试验准备阶段

CRC 协助以下工作：①协助准备研究者的资质文件，如个人简历、GCP 证书及执业证书等。②协助准备伦理申请材料，提交伦理审查，跟进伦理审核进度，获取伦理批件。③协助临床试验合同的准备和送审。④协助临床试验免费检查单的管理。⑤协助人类遗传审核材料的递交。⑥在授权范围内协助临床试验用药品及物资的接收、清点。⑦协助申办方/CRO 组织召开临床试验启动会，收集和存档启动会相关文件。⑧协调及组织研究中心团队成员参加项目启动会。

2. 临床试验进行阶段

CRC 协助完成不限于以下已被 PI 授权的工作：①根据方案要求协助研究者进行受试者的筛选和入组。受试者必须充分知情并完成知情同意书的签署后，才能执行临床试验相关操作。②根据方案要求，协调安排受试者访视，做好访视准备工作。③协助研究者按照方案的随访访视流程完成受试者访视。④协助试验用药品的领取、发放、回收，并提醒被授权的研究者做好相关记录。⑤协助研究者进行不良事件与严重不良事件的报告。⑥提醒研究者及时完成原始病历的记录及相关报告的审阅。⑦协助收集临床试验相关资料，完成归档。⑧及时准确地完成病例报告表 CRF 的录入及不涉及医学判断的数据质疑解答。⑨协助接待临床试验项目的监查、质控、稽查。⑩协助研究者进行内部和外部的沟通，如检验科、中心实验室。⑪经 PI 授权的其他工作，如标本运送、影像学资料上传等。

3. 临床试验结束阶段

CRC 协助以下工作：①解答不设计医学判断类的数据质疑。②整理试验文件，协助研究者/研究护士进行文件保存与归档。③协助完成试验用药品的归还，完成相关文件的收集归档。④协助配合中心的关闭工作。

4. 临床试验完成阶段

CRC 协助以下工作：①配合完成质控。②递交总结报告。③费用结算。④文件归档、入库。

第四节　临床协调员汇报管理制度

一、目的

旨在促进 CRC 提高业务能力和工作效率，为 CRC 绩效评估提供依据，以及持续跟进项目进展，确保项目质量。

二、汇报管理的对象

医院聘用的 CRC 及临床试验现场管理组织（SMO）提供的 CRC。

三、汇报管理的组织

由机构组织成立工作汇报小组，领导 CRC 组织汇报工作。

四、汇报实施

1.汇报频率及方式

①每周进行面对面会议，汇报项目进展情况及目前存在的问题。②每月进行定期的邮件汇报。使用机构提供的统一的项目汇报表（见附件项目汇报表），在每月的第 3 个工作日前将上月信息反馈至机构项目信息接收负责人处。项目信息将由机构统一存档管理。③每季度进行会议汇报。通过 PPT 讲解的形式，邀请 CRC 进行经验分享。汇报文件使用科室模板、公司模板及机构模板均可。汇报文件将由机构统一存档管理。④实时汇报。通过机构建立的群组，就机构发布的及时性消息给予快速反馈。

2.汇报人员的选定

①实时信息及邮件反馈可由 CRC 本人执行，季度会议汇报人员将从提交文件中进行优选，根据时间进行具体安排。汇报人员可以为 CRC，也可以为 CRC 直属领导。②涉及人员交接时，优先由原 CRC 负责汇报。

五、附件

具体文件见表 9-7。

表 9-7　附件汇总表

附件	文件名称	格式编号
1	附件 1：项目汇报表	CM.006.01

附件 1　项目汇报表

项目基本信息：

项目基本信息

项目名称	试验用药品	药物临床试验批件号/批准日期	注册分类	适应证	试验分期	申办方	CRO	SMO	组长单位及PI	研究科室	研究中心PI	首次伦理批件日期	主合同签署时间	研究中心执行的方案版本号及日期	研究中心执行的知情同意书版本号及日期	试验阶段	目前项目进展中的困难	备注

受试者信息：

计划例数	筛选例数	入组例数	完成例数	脱落例数

受试者筛选号	姓名缩写	ICF日期	是否筛选成功	筛选失败原因	随机号	入组时间	访视次数						备注
								V1	V2	V3	V4	V5	
							理论访视窗						
							实际日期						
							理论访视窗						
							实际日期						

第五节　CRC 质量控制管理制度

一、目的

旨在通过科学的质量控制管理制度，建立正常、严谨的 CRC 工作秩序，确保临床试验质量，杜绝严重问题的发生。通过核查、分析、评价、反馈、整改措施，使项目试验质量持续改进，为服务于本机构 CRC 的绩效评定提供依据。

二、质量控制管理的对象

服务于本机构的 CRC，包括医院聘用的 CRC 及 SMO 派驻的 CRC，以及临床试验各环节的其他涉及人员。

三、质量控制管理的组织

1.CRC 一级自查，自我管理

CRC 的素质、水平参差不齐，在质量控制时，强调 CRC 自我核查，团队内部协助互查（如 SMO 对 CRC 的核查）。

2. 申办方 /CRO 二级监查管理

申办方 /CRO 二级监查管理是确保项目质量及 CRC 工作质量的重要手段，强调 CRC 对监查的配合与监查问题的跟进反馈及整改反馈。

3. 机构三级核查管理

机构三级核查管理是对项目质量及 CRC 资质能力的重要监督和确认方式。同时，机构成立质控小组对一级自查及二级监查进行监督。

四、质量控制管理的实施与持续改进

1. 项目质量控制频次的确定

机构将根据项目执行进度、入组情况及中心发生方案违背的情况确定每一个项目的核查实施。一般情况下确定为：中心启动前 1 次，中心关闭前 1 次，首例入组后 1 次，首例出组后 1 次等。

机构质控小组将根据 CRC 的资质及经验、人员交接等实际情况增加或减少机构质控的次数。

2. 自查与监查发现的问题

质量控质管理中发现的问题需要在完成自查及监查后通过邮件的方式反馈给机构质控小组，并在 5 个工作日内反馈主要问题处理情况。机构质控报告中描述的问题需要 CRC 在收到质控报告的 10 个工作日内给予问题处理情况反馈。

五、附件

具体文件见表 9-8。

表 9-8　附件汇总表

附件	文件名称	格式编号
1	附件 1：机构质控报告	CM.008.01

附件 1　机构质控报告

项目汇报表

1. 项目基本信息：

| 项目名称：_____ |
| 研究中心是否为牵头单位：□是　□否　牵头单位：_____　主要研究者：_____ |
| 项目分期：□Ⅰ期　□Ⅱ期　□Ⅲ期　□Ⅳ期　□其他：_____　负责科室：_____ |
| 主要研究者：_____　联系方式：_____　本项目总例数：__例　中心数：___中心代码：___ |
| 伦理通过时间：_____　启动时间：_____ |

| 申办方：_____ |
| 联系人：_____　联系方式：_____ |
| CRO：_____ |

| 质控阶段：□试验开始　□试验期间　□试验完成 |
| 质控文件： |

研究者文件夹	_____本	备注情况：_____
知情同意书	_____份	备注情况：_____
原始资料 /CRF	___本 /___本	备注情况：_____

2. 知情同意书（ICF）：

| 基本情况： |
| 研究中心筛选：____例　入组：____例　脱落：____例　完成：____例　SAE：____例 |
| 应保存知情同意书：____份，实际保存知情同意书：____份 |
| 发现的问题（详细记录）： |
| 共性问题： |
| 个性问题： |

3. 临床试验项目文件核查：

项目文件夹核查目录					
序号	文件名称	文件形式	检查结果		备注
			有	无	NA	
1	临床试验准备阶段					
1.1	研究者手册		□	□	□	
1.2	试验方案及其修正案（已签名）		□	□	□	
1.3	病例报告表（样表）		□	□	□	

1.4	知情同意书（样表）		☐	☐	☐	
1.5	受试者招募广告及其他提供给受试者的书面文件		☐	☐	☐	
1.6	财务规定		☐	☐	☐	
1.7	保险和赔偿措施或相关文件		☐	☐	☐	
1.8	多方协议（已签名）		☐	☐	☐	
1.9	伦理委员会批件		☐	☐	☐	
1.10	伦理委员会成员表		☐	☐	☐	
1.11	国家药品监督管理局批件		☐	☐	☐	
1.12	研究者履历及相关文件		☐	☐	☐	
1.13	临床试验有关的实验室检查的正常值范围		☐	☐	☐	
1.14	医学或实验室操作的质控证明		☐	☐	☐	
1.15	试验用药品与试验相关物资的运货单		☐	☐	☐	
1.16	试验用药品的质检证明		☐	☐	☐	
1.17	设盲试验的破盲规程		☐	☐	☐	
2	临床试验进行阶段					
2.1	研究者手册更新件		☐	☐	☐	
2.2	其他文件（病例报告表、知情同意书等）的更新		☐	☐	☐	
2.3	试验相关文件修订的伦理委员会批件		☐	☐	☐	
2.4	新研究者的履历		☐	☐	☐	
2.5	医学、实验室检查的正常值范围更新		☐	☐	☐	
2.6	医学或实验室操作的质控证明的更新		☐	☐	☐	
2.7	试验用药品与试验相关物资的运货单或交接记录		☐	☐	☐	
2.8	新批号试验器械的药检证明		☐	☐	☐	
2.9	相关通信记录（启动培训记录、签到表等）		☐	☐	☐	
2.10	已签名的知情同意书		☐	☐	☐	
2.11	原始医疗文件		☐	☐	☐	
2.12	病例报告表（已填写，签名，注明日期）		☐	☐	☐	
2.13	病例报告表修改记录		☐	☐	☐	
2.14	研究者致申办者的严重不良事件报告		☐	☐	☐	
2.15	研究中止/中断报告或终止报告（如果存在）		☐	☐	☐	
2.16	申办者和/或研究者致药品监督管理局、伦理委员会的严重不良事件及其他安全性信息报告		☐	☐	☐	

续表

2.17	申办者致研究者的安全性信息通告		☐	☐	☐	
2.18	中期或年度报告		☐	☐	☐	
2.19	受试者鉴认代码表		☐	☐	☐	
2.20	受试者筛选表与入选表		☐	☐	☐	
2.21	试验用药品登记表		☐	☐	☐	
2.22	研究者签名样张		☐	☐	☐	
2.23	生物样本（体液或组织样本）留存记录		☐	☐	☐	
3	临床试验完成后					
3.1	剩余试验用药品退回或销毁证明		☐	☐	☐	
3.2	完成试验受试者编码目录		☐	☐	☐	
3.3	统计报告		☐	☐	☐	
3.4	总结报告		☐	☐	☐	
项目文件夹核查问题						
是否发现问题： ☐ 否 ☐ 是 详细记录						

4. 原始数据核查：

是否发现问题： ☐ 否 ☐ 是 详细记录 共性问题： 个性问题：

5.质控总结：

质控结论总结	一般性问题	
	严重性问题	
整改建议		

质控人员签字：　　　　　　　　　　　　　　日期：

第十章　受试者保护制度

第一节　受试者保护体系章程

一、总则

医院受试者保护体系是依据国家《药物临床试验质量管理规范》《医疗器械临床试验质量管理规范》《药物临床试验伦理审查工作指导原则》《涉及人的生物医学研究伦理审查办法》《中医药临床研究伦理审查管理规范》，以及世界医学会《赫尔辛基宣言》等法规指南建立，旨在保护医院内进行的人体生物医学研究项目所涉及的受试者的权益和安全。

本章程适用于包含医学伦理委员会、科研处、科学技术专家委员会、药物临床试验机构、医务处、教育处、检验科等在内的所有涉及人的生物医学研究的部门。尊重各部门，尤其是伦理委员会、药物临床试验机构、科研处等独立行使审查、管理的权利，各部门均应遵照各自制度、职责进行研究的管理、执行、监督等工作，并制定相应的政策以保障体系内各部门的独立性和协调性。

受试者保护体系依法行使保护受试者的权利，接受卫生行政管理部门、药监行政管理部门的指导和监督，接受院内外公众监督。

二、组织

1.组织架构

本体系隶属某医院，某负责人。

2.职责

受试者保护体系旨在保护在医院内开展的所有涉及人的生物医学研究的受试者，确保受试者的权益和安全，避免可能对受试者产生的任何不利影响。

3. 在医院内开展的所有涉及人的生物医学研究

包括（但不限于）药物临床试验项目、医疗器械临床试验项目、体外诊断试剂、涉及人的临床科研项目、医疗新技术、保健食品的人体试验，所有项目均应通过伦理委员会的审查，具体包括以下要求：①有权批准、要求必要的修改后批准、或不批准在本机构内执行的所有涉及人的生物医学研究。②（伦理审查前）安排研究项目科学性审查的程序。③如果项目没有依从伦理委员会的要求或给受试者带来非预期的严重伤害，将延迟或终止正在执行的经伦理委员会批准的项目。④本机构内部或必要时邀请第三方对知情的过程及研究过程进行监管。⑤伦理委员会没有批准的研究项目不会得到本医疗机构的行政批准而执行。

不会依赖于其他医疗机构对本机构的研究项目进行直接管理。

4. 权利

受试者保护体系是集医院有关临床试验部门及人员之力，行使监管的权利，实现对受试者的保护。受试者保护体系对涉及人的生物医学研究的部门进行监督检查，并追踪其日常工作的改进，使其完全符合部门规章制度。

5. 行政资源

医院为受试者保护体系的工作提供必要的基础设施和人力资源，如办公室、档案存储空间、人员调配等，以满足其职能需求。协调的机制包括与承担不同职责的人员沟通及对操作程序的协调，必要时对临床试验程序和制度进行调整，利用现有的沟通平台进行信息的交流和沟通，如网络、操作系统、审查系统等，在资源、制度等发生变更时及时进行发布更新。

6. 财政资源

医院为受试者保护体系提供必要的工作经费，研究经费和伦理审查经费统一归财务处管理，可应要求公开工作人员的劳务补偿，以及关于受试者保护体系的其他财政资源，包括 HRPP 的教育培训、法律顾问、利益冲突、质量改进计划、社区延展研究等，受试者保护办公室主任每年 12 月应评估体系内的资源是否足以支持体系的运行，评估报告应存档。

三、组建与换届

1. 组成

受试者保护体系的人员组成和数量应与所涉及的人体生物医学研究项目相符。体系人员包括医学伦理委员会、科研处、临床药物试验机构、医疗质量管理委员会、教育处、检验科、药剂科、科学技术专家委员会等在内的各科室行政主管人员，并随着人体生物医学研究项目内容而调整，有相关任命文件存档。

2. 受试者保护体系组成人员的推荐

征询本人意见，经涉及人的生物医学研究的各部门推荐，并经申报院办公会通过，确定受试者保护体系组成人员名单。

3. 任命的机构与程序

医院负责受试者保护体系人员的任命事项，以医院正式文件的方式任命当选人员。

接受任命的受试者保护体系的成员应参加生物医学、GCP 和伦理、行政管理方面的培训；应提交本人简历、资质证明文件、相关培训证书；应同意并签署利益冲突声明、保密承诺及成员声明。

4. 岗位的任命与职责

受试者保护体系设主任 1 名，秘书 1 名。主任和秘书由医院办公会任命。主任负责受试者保护体系的管理工作，负责监督、追踪各部门质量控制情况，签署受试者保护体系相关的会议记录与决定文件。秘书负责管理受试者保护体系的日常工作，并向主任负责。

5. 任期

受试者保护体系成员随各部门管理人员的调整进行相应更换，每届成员任期 5 年，可以连任。

6. 换届

期满换届时应考虑受试者保护体系工作的连续性和管理能力的发展，换届成员采用各部门推荐、医院办公会任命的形式。

7. 免职

以下情况可以免去成员资格：①本人书面申请辞去成员职务。②因各种原因无法保证参加受试者保护体系的工作，或对于受试者保护体系相关工作配合程度差，每年参与受试者保护体系活动/会议/质量检查工作低于年工作总数的60%。③因健康或工作调离等原因，不能继续履行成员职责。④行为道德规范与成员职责相违背（如与在研项目存在利益冲突而不主动声明），不适宜继续担任成员。

受试者保护体系秘书负责记录并年度考核成员参与活动的出勤情况。

免职由院办公会讨论决定，同意免职的票数应超过法定到会人数的半数，如果院办公会成员是被提议免职的委员，应从讨论决定程序中退出。免职决定以医院正式文件的方式公布。

8. 替换

成员辞职或免职，可以启动成员替换程序。根据资质、专业相当的原则推荐候选替补成员，替补成员由院办公会讨论决定，同意票数应超过法定到会人数的半数；如果院办公会成员是候选替补成员，应从讨论决定程序中退出。当选的替补成员以医院正式文件的方式任命。

四、运作

1. 工作方式

受试者保护体系的工作方式是对涉及人的生物医学研究部门的工作进行培训、教育、管理和质量控制、监督、巡视，并追踪监督、巡视意见的工作改进情况，每年度定期召开受试者保护体系管理会议。

2. 法定到会人数

法定到会人数应超过全体成员的半数。

3. 决定的票数

超过到会成员半数票的意见作为会议决定。

4. 利益冲突管理

所有受试者保护体系的成员均应签署利益冲突声明，在定期进行质量控制、监督、巡视工作时，与检查项目存在利益冲突的成员应主动声明并回避。

5. 保密

受试者保护体系的成员应签署保密协议，对所有涉及人的生物医学的文件负有保密责任和义务，每次监督检查、质量控制、巡视完成后，及时交回所有经手文件与材料，不得私自复制与外传。

6. 管理与协作

受试者保护体系负责管理本机构所有与受试者保护相关的部门；各部门应明确各自在涉及人的生物医学研究中的职责，保证在本机构内实施的所有涉及人的生物医学研究都按照国家相关法规、受试者保护体系的原则和制度进行，保证所有涉及人的生物医学研究的受试者的健康和权益得到保护；保证研究中所涉及的医院财政利益冲突和相关人员的个人利益冲突得到最大限度地减少或消除；有效地报告和处理违背法规与方案的情况；建立与受试者进行有效沟通的渠道并对受试者所关心的问题做出回应；对于违反伦理原则的研究行为应在发现后立刻制止，交由研究归口的管理部门并与受试者保护办公室协商处理，予以相应的惩戒。

7. 质量管理

受试者保护体系定期进行自我评估和监督，接受卫生行政部门、涉及人的生物医学研究监督管理部门的监督管理；接受独立的、外部的质量评估或认证；伦理审查体系内审员应作为成员加入本体系的质量监督管理委员会，每年度向院办公会撰写年度检查工作报告，以及对检查发现的问题采取相应的改进措施，并做记录和追踪。

注意事项如下：

（1）本制度由受试者保护办公室撰写，医院办公会通过后，由医院办公室印刷分发到各科室，并在医院网络协同办公系统同步发布。

（2）医院受试者保护办公室在机构或者机构内的研究项目出现以下情形或意识到有以下情况时，应在48小时内报告给相关监管部门及认证组织（如世中联伦理审查体系认证管理部门）：①中国监管机构采取的任何制裁措施。②任何与人类研究保护相关的诉讼、仲裁或和解。③任何关于医院 HRPP 的负面新闻报道（包括但不限于广播、电视、报纸、在线出版物）。

第二节 受试者保护体系的职责和组成

一、目的

旨在说明受试者保护体系的组成及其相应职责。

二、范围

1. 涉及人的生物医学研究的范围

本体系涉及人的生物医学研究是指由医院（以下简称本机构）组织并实施，由其他单位/机构在本机构实施的下列研究行为，具体包括以下活动：①采用现代物理学、化学和生物学方法在人体上对人的生理、病理现象及疾病的诊断、治疗和预防方法进行研究的活动。②通过生物医学研究形成的医疗卫生技术或者产品在人体上进行试验性应用的活动。③在本机构 SOP 施行前已在临床实践中应用的，或者在本机构 SOP 施行前已经获得卫生行政部门批准临床应用的医疗技术。

2. 人体受试者

研究者对活的人体开展研究，通过对其进行干预或互动来收集数据或个人信息，这些活的人体就是人体受试者。已故个体不是人体受试者，但是故者的信息提示或揭示了生者的私人信息，后者就可能是人体受试者。收集与受试者本人无关的信息的研究，就不涉及"人体受试者"。

3. 研究

研究，是指系统性的调查，其目的是为了发现新知识或促进发展普遍化知识。研究包括科研开发、测试评价，甚至部分验证和服务项目。

本定义具有 3 个要素：①"系统性调查"——不是偶然或随机的观察。②"发现或促进发展知识的目的"——有目的的事件；无计划、无目的的单纯数据采集不符合"研究"定义，但是，无计划、无目的方式采集的数据将来可能被用于研究。③普遍化知识——可以外推到普遍性。系统地分析很多案例，旨在发现支持同一理论的共同因素或原则，就是研究。

4. 本体系的研究者

本体系的研究者是指作为研究者承担或参与由本机构组织并实施、由其他单位 / 机构组织在本机构实施的涉及人的生物医学研究。

5. 组成成员及涉及部门

本体系是由医院管理人员、医药专业人员、非医药专业人员、法律专家、与医院不存在行政隶属关系的外单位人员共同组成，主要涉及信息中心、科研处、药物临床试验机构、检验科、医务处、药剂科、伦理委员会、利益冲突委员会、财务处、产业处。

三、职责

（一）总体职责

本体系旨在保护由本机构组织并实施、其他单位 / 机构组织在本机构实施的涉及人的生物医学研究的受试者。体系内各部门相互协作，共同履行受试者保护的职责。

（二）负责人的职责

1. 主管领导的职责

医院的法人也是 HRPP 的负责人，应对受试者保护体系工作负责，具体内容如下：①主持受试者保护体系工作会议，协调各部门间的关系，必要时召集紧急会议。②定期接受伦理委员会、利益冲突委员会、药物临床试验机构、科研处、质控办公室等所做的工作报告，并审核签署记录文件，由内审员进行整理并汇总。③审核签署规章制度和决定文件。④审查、处理任何对受试者保护体系存在不利影响的问题，了解、处理对伦理委员会存在不利影响的问题。⑤对受试者保护体系重大工作决定进行审核、批准，包括现场监督及检查相关的规章、制度、报告。⑥为保护受试者的权益和安全，在紧急情况下，调动院内可能的资源救治、保护受试者，并在事后召开会议讨论，说明具体情况。⑦接到影响伦理委员会公正审查的项目汇报时，召集相关部门管理人员讨论，共同审查该项目的审查部门，必要时交由外部伦理委员会或与本项目不相关的第三方机构伦理委员会进行审查。⑧当研究者有法律法规查阅和咨询需求时，安排体系内法律人士给予恰当的咨询和帮助，以期保护研究中的受试者。

2. 各部门主任 / 负责人的职责

各部门主任 / 负责人负责管理、监督、追踪并上报本部门在涉及人的生物医学研究中的工作，负责本部门工作的质量，定期按照本部门的管理制度、标准操作规程进行检查，并记录发现的问题，按照 HRPP 规定的时限向受试者保护体系主管领导汇报，并追踪改正计划及落实情况，汇总后以书面形式提交至受试者保护体系主管领导。

当各部门日常临床研究工作涉及法律法规等问题时，可向各部门主任反馈，必要时经本体系主任协调可向体系内法律人士寻求帮助，建立通畅的沟通平台，并做好相关记录。

（三）各部门职责

本体系包括伦理委员会、科研处、临床药物试验机构、医疗质量管理委员会、教育处、检验科、药剂科等与临床研究相关的科室，并随着人体生物医学研究项目所涉及的范围变动做相应的调整。以下工作职责仅限于与涉及人的生物医学研究相关的职责。

1. 伦理委员会

伦理委员会负责对所有涉及人的生物医学研究的科学性、伦理合理性进行审查，确保受试者的尊严、安全和权益得到保护，促进生物医学研究达到科学和伦理的高标准，增强公众对临床研究的信任和支持。伦理委员会根据项目所涉及的风险大小决定项目审查的相关程序，如会议审查、快速审查等，确保有医药背景人员、非医药背景人员、非院内人员、法律人员均参与到项目的审查中。

伦理委员会办公室是伦理委员会履行审查和监督职责的支持部门，负责行政和审查事务的管理，以及文件档案和信息的管理。

伦理委员会办公室应提供涉及人的生物医学研究项目是否获取伦理审查批准的决议，具体如下：①如果研究项目涉及人的生物医学研究，研究者应该依照相关的要求提交相应的申请。②如果研究项目不涉及人的生物医学研究，伦理委员会办公室应明确告知申请人是否需要经过审查及决定。③伦理委员会办公室可以接受各种形式的咨询，如网页、微信、邮件、电话或者面访等。④伦理委员会到会法定人数应符合国内相关法规的要求，如果在会议期间有人离席而导致法定人数不足时，不可以投票，直至再次符合法定人数时方可进行决议投票。如果会议期间要求出席的委员（如非科学背景委员）离席而导致法定人数不足时，不可以投票，直至再次符合法定人数时方可进行决议投票，即便当时在场的人数超过半数。

2. 科研处

科研处负责院内各级各类的科研项目及成果的申报、质量管理、知识产权管理，以及相关研究者的培训和管理工作。

3. 药物临床试验机构

药物临床试验机构负责建立、运行并改进药物临床试验质量管理体系，配备与所承担的药物临床试验相适应的专职管理人员，建设药物临床试验机构相关制度，组织相关培训及考核，统筹药物临床试验的立项管理、试验用药品管理、资料管理、临床研究协调员管理及质量管理，对本机构承担的药物临床试验进行业务管理，并接受食品药品监管部门和卫生部门的监督和评估。

4. 医务处

医务处负责院内医疗新技术和临床研究相关患者的一切事宜。

5. 教育处

教育处负责医院各级各类卫生技术人员及其他人员的继续教育和培养提高工作。

6. 检验科

检验科负责接收并处理临床医疗、临床研究相关的样本，为临床诊断、治疗提供准确、客观、及时的试验分析报告。

7. 医疗管理质量委员会

医疗管理质量委员会负责临床研究伦理审查平台的质量监督，对平台定期进行抽查、追踪等。

设立内审制度，并设立内审员从内部对伦理审查体系是否满足规定且有效运行进行审核、验证。该内审员需经过伦理审查体系内审员培训，并获得内审员培训合格证书，保证内部审核活动的独立性。

8. 药物临床试验机构科研药房

药物临床试验机构科研药房负责按照国家相关法规和规定，以及机构SOP的要求管理科研项目用药（中药饮片、院内制剂除外），包括药物的接收、存储、发放和回收等。

9. 审计处

审计处负责对研究项目所属管理/立项部门提交的合同进行审核及小结分析，与科研管理处、药物临床试验机构、保健食品中心核对合同审签情况，并将合同外送至第三方律师事务所进行最终审核。

10. 利益冲突委员会

利益冲突委员会对与研究相关的管理部门、临床科室、伦理委员会及其他委员会人员可能存在的利益冲突问题进行管理。

利益冲突委员会制定针对临床研究利益冲突的管理政策和制度，协调临床研究全流程涉及的各个管理部门，负责受理、识别、调查、鉴定、处理临床研究中存在的利益冲突，加强医疗机构对研究利益冲突的管理，避免可能产生的利益冲突，保护参加临床研究的受试者。

11. 财务处

财务处负责全院的财务管理工作，包括预决算管理、资产管理、资金管理、收支管理、债权债务管理、物价管理、薪酬福利发放、收费管理等。

四、HRPP 监察制度

内审员应参与监察的所有环节，具体环节如下：

1. 定期协调会议

HRPP办公室每半年的最后1个月的最后1周召开定期协调会议，要求体系内各部门提交自查报告或汇报，针对有问题及可能出现问题的环节讨论解决办法或改进建议，并形成书面记录存档。改进建议应在下半年内实施，并于下半年的定期协调会议中反馈。各部门自查报告提纲如下：①半年来临床研究承接、启动、完成情况。②半年来非预期事件、SAE、违背方案、提前终止研究的情况。③半年来人员接受教育、培训，或组织教育、培训的情况。④半年来伦理委员会工作情况及重大事件的处理情况。

2. 审查报告

内审员对提交的报告进行审查，必要时召集紧急会议以协商相应问题，并形成书面记录存档。解决方案应按照商议的办法和时间期限尽快实施，并于实施完成或1周内以书面形式报告 HRPP 办公室。适用情况如下：①为保护受试者的权益和安全，召集紧急会议，协调各部门资源。②受试者权益和安全可能受到严重影响，需要其他部门配合。③受试者保护体系质量控制过程中发现问题，可能对 HRPP 体系产生不利影响。内审员对以上情况进行整理并汇总。

3. 有因监察

当出现以下情况，需要对某部门进行检查或处理：①研究者或其他部门人员报告出现可能影响受试者安全和权益的情况。②接受第三方检查或同行检查时，发现某部门或某环节出现问题，可能对 HRPP 体系产生不利影响。③某部门规章制度进行变更，需其他部门对相应环节进行协调修订。

内审员对问题进行整理并汇总。解决方案应按照商议的办法和规定的时间期限实施，并于实施完成1周内以书面形式报告 HRPP 办公室。

五、信息公开

本体系相关章程或程序应公示在院内对外网页，以便研究者、申办者、公众获取信息和沟通。在本体系相关章程或程序有更新时，应在网页上做相应的更新，所有公示及更新资料应遵照院内信息管理的制度和流程进行。

第三节　受试者保护体系依从法规

一、目的

旨在界定本体系所依从的法规，以及适用于本体系的规章制度。

二、范围

本体系依从相关法规，包括《药物临床试验质量管理规范》（2020）、《药物临床试验伦理审查工作指导原则》（2010）、《人体生物医学研究国际伦理指南》（2002）、《医疗器械临床试验质量管理规范》（2022）、《涉及人的生物医学研究伦理审查办法》（2016）、《涉及人的生命科学和了医学研究伦理审查办法》（2023）、世界医学会《赫尔辛基宣言》（2013）、《医疗卫生机构开展临床研究项目管理办法》（2014）、《国际多中心药物临床试验指南（试行）》（2015），以及各医院的规章制度。

当涉及人的生物医学研究超出本法规所适用的范围时，以所涉及的国家/地区相关法规为依据。

当涉及人的生物医学研究项目来源于中华人民共和国法律辖区范围之外的国家或地区时，规章制度应参照项目来源/资助的国家/地区的法律法规（如 ICH-GCP），并结合我国文化传统等重要因素。

当涉及人的生物医学研究项目有中华人民共和国以外的国家/地区参与时，规章制度应考虑该中心所在国家/地区的法律法规（如 ICH-GCP），并结合当地文化传统等重要因素。

当涉及人的生物医学研究项目来源/资助的国家/地区的法律法规与中华人民共和国法律法规冲突，或有不一致时，应首先遵从中华人民共和国法律法规。

当以上法规有更新或修订时，则以最新修订和修改的版本为准。

三、依从性管理

当受试者保护体系部门审查、管理、执行各部门职责、权利时，应依从本制度的法规，如参与项目为国际性项目，应首先符合我国相关法规，在依从本法规的基础上，参照国际相关法规进行操作和执行。

第四节　受试者保护体系的信息交流

一、目的

旨在记录和归档研究者、申办者、受试者和其所属社区／社团、体系内各部门或其他研究机构同相关政府职能部门（如国家食品药品监督管理局）之间所做的口头、书面和其他形式的交流。

二、范围

以下为本体系各部门之间，受试者与本体系之间，以及本体系与政府部门、其他研究机构之间沟通、交流的内容，包括但不限于①疑问；②关注；③抱怨；④受试者的权益；⑤提供的帮助；⑥协调情况；⑦项目相关的信息；⑧过去、目前正在进行的项目的信息；⑨已完成项目的结果；⑩将要进行的项目的信息（除外学术必须保密的内容）。

本制度所指的"各部门之间"，包括不限于①两个部门之间；②多个部门之间；③1个部门与其他多个部门之间；④质控办公室在监察过程中，该部门与其他所有部门之间。

三、流程的详细说明

1. 流程遵循的程序

流程应遵循以下程序：接受信息→关注信息、回应问题→记录信息的交流→报告相关部门→咨询顾问、进行讨论，必要时召开会议并记录。

信息沟通的途径，包括但不限于电话、邮件、面访、会议、咨询、网页。

以上都是研究者及研究团队可以充分利用的沟通渠道，可以通过以上渠道来获取关注问题的答案，表达观点和疑问，或者向 HRPP 提出建议。

2. 保密

受试者体系的所有沟通信息、方式和结果都应在本体系的保密范围内，除非在紧急情况下，出于对受试者的保护可以披露相关的内容，但此信息的披露必须得到本体系负责人的许可，并记录备案。

3. 信息记录

（1）与本体系职责相关的所有工作／活动产生的信息交流一般都需要进行记录，具体如下：①申办方之间的信息交流。②申办者、研究者等关于伦理审查相关工作／活动产生的信息交流。③伦理委员会与受试者办公室之间的信息交流。④与受试者之间的信息交流。⑤与研究者就伦理审查申诉或其他问题的信息交流。⑥政府部门的相关质询、检查、调查等产生的信息交流。⑦其他研究机构与本体系所负责范围内的涉及人的生物医学研究项目的咨询。⑧质控部门的问题追踪产生的信息交流。⑨任何时间、任何人报告的本体系内某部门不依从法规、（严重的、持续的）偏离／违背制度或 SOP／方案的情况。⑩适当的时候，可协调研究者联系伦理委员会帮助这些在社区就诊或以社区为主要参与群体的受试者一同讨论。⑪适当的时候，可以协调研究者，邀请受试者及其所在的群体参与研究设计相关内容的讨论。⑫适当的时候，研究者可以告知社区参与的受试者研究结果，以帮助他们获得试验结果，以及进行相关的咨询。

（2）当涉及社区参与研究时（指社区成员参与研究的设计并且实质参与研究），应记录以下信息交流：①医疗卫生机构关于社区成员参与研究的运行机制，参与研究包括研究的设计、实施，以及研究结果的推广。②研究过程中关于社区成员的审查是否有额外的考虑，这种考虑应涵盖设计、实施与结果的推广。

（3）信息的描述应包含以下内容：①关于社区参与研究的培训。②伦理委员会审查这类研究的经验。

（4）社区参与研究的要求：①社区参与研究应包括伦理委员会在内的专家成员（如伦理相关的独立顾问）。②伦理审查适用于社区参与研究的关注点信息和程序。

4. 记录方式

所有重要的信息都应如实进行书面记录，可以采用不同的记录方式，如电脑打印签名、填写信息交流记录表。

（1）书面记录，具体包括（但不限于）以下内容：①交流日期。②交流方式，如电话、传真或电邮。③涉及研究项目的信息，如项目名称、申办者、项目受理号、主要研究者等。④联系人姓名。⑤通信地址、电话和电邮。⑥交流内容概要。⑦必要时的跟踪活动记录。⑧记录者的签名。

（2）信息交流文件应有书面记录或电子记录，具体包括：①书面信息交流记录保存于相应项目文件夹。②电子信息交流记录保存于伦理委员会办公室电脑。

5. 受试者的抱怨处理

对于受试者的抱怨，HRPP 主任应该迅速处理（或者委托工作人员处理），并且调查抱怨，关注抱怨相关事项。抱怨处理的具体流程包括：①在收到抱怨后，HRPP 主任做初步评估，确定抱怨是否需要立刻暂停或终止该研究项目以防出现受试者的即刻损伤。②如果这个抱怨属于不依从，则按照不依从的相关规定进行处理。③如果这个抱怨属于涉及受试者及他人风险的非预期事件，则按照相应的规定处理。④如果这个抱怨是临床受试者就某个研究的相关疑问，如未收到报酬等情况，则将这个抱怨转给研究者或研究团队来处理，研究者或者研究团队应该在事件完成或圆满解决后告知伦理委员会。⑤如果抱怨提出者留有联系方式，一般在收到抱怨后的 3 个工作日内，HRPP 主任对抱怨提出者发送告知函，简要回顾关于抱怨的调研及解决情况（图 10-1）。

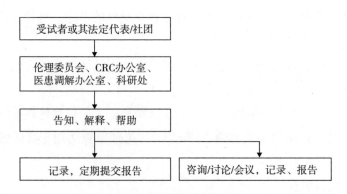

图 10-1　受试者抱怨处理流程图

第十一章 研究第三方（CRO）临床试验风险控制与质量管理体系文件

第一节 研究第三方（CRO）临床试验风险管理体系文件

《药物临床试验质量管理规范》（2020）中规定申办者基于风险进行质量管理。《药物临床试验中心化监查统计指导原则（试行）》（2022）中强调风险管理要围绕关键数据和关键流程进行风险识别、风险评估、风险控制、风险沟通与报告。同时临床质量管理体系（cQMS）概念框架中提出风险管理是有效质量管理体系（QMS）的核心要素。CRO公司围绕GCP，结合cQMS中风险管理的框架和概念，形成研究第三方的风险管理体系。

CRO在临床试验的整个运营过程中建立风险管理体系，保证临床试验数据的可靠性，提升整个临床试验的质量，从而保护受试者的权益与安全。临床试验风险管理体系的建立主要围绕识别关键质量因素、风险评估、风险控制与沟通3个环节有序开展。

一、识别关键质量因素

基于试验特点识别对受试者安全和数据完整性至关重要的关键流程和关键数据，前瞻性地确定临床研究的关键质量因素（Critical to Quality，CtQ），关键数据和关键流程是关键质量因素的重要组成部分。

国家药品监督管理局药品审评中心在《药物临床试验中心化监查统计指导原则（试行）》（2022）中列举的关键数据与关键流程，包括但不限于①知情同意是否恰当获得；②方案入排标准在招募时的执行情况，尤其是保证受试者权益的标准；③研究用药物记录和管理的流程体系；④与临床试验有效性终点相关或方案特定要求的安全性终点相关（如严重不良事件、死亡、脱落等）的评估流程体系；⑤与临床试验的可靠性、完整性相关的流程体系（如方案违背管理、盲态保持管理等）。

除指导原则中强调的关键数据与关键流程外，团队所有业务成员（如申办者、CRO、SMO 等）进行头脑风暴，基于试验特点，围绕试验的方案设计、可行性、研究执行、研究报告和第三方参与等方面去识别关键质量因素（关键流程和关键数据），并在识别后，对其进行描述、分析，并提出有效措施（如回避、接受、缓解等），为确定风险指标提供依据（表 11-1）。

表 11-1　关键质量要素分析表

序号	关键质量要素类型（仅供参考）	考虑因素（仅供参考）	描述	潜在影响分析或备注	缓解措施或解释	风险指标考虑方向：试验研究数据/试验方案流程
1	方案设计	入组标准				
2		随机化				
3		盲法				
4		对照类型				
5		数据管理				
6		研究终点				
7		支持研究终点和数据完整性的流程				
8		试验产品的处置和管理				
9	可行性	研究可行性				
10		受试者数量				
11	受试者安全	知情同意				
12		受试者撤出标准和保留				
13		安全检测和安全报告				
14		数据监督小组和终止规则				

续表

15	研究执行	培训			
16		数据记录和报告			
17		数据监督和管理			
18		统计分析			
19	研究报告	研究结果的传播			
20	供应商	申办者委托责任			
21		合作			

二、风险评估

在确定关键数据和关键流程后进行风险评估，确立风险的优先次序，再对风险进行分析，包括对风险的定量估计和对风险范围的定性描述。确定可能影响关键数据收集或关键流程实际实施的风险性质、来源和潜在原因，从而可以预先设定质量风险的容忍度（quality tolerance limit，QTL），QTL 属于试验层面的风险指标，数量一般为 3 ～ 5 个。QTL 是基于风险管理的一种方法，是对关键质量因素的附加控制。

设置 QTL 后，以研究中心为单位设定中心层面的关键风险指标（key risk indicator，KRI），从单个中心层面计算的统计量来判断中心的表现。常见的中心层面关键风险指标包括入组速率、筛选失败率、病例报告表完成时间、数据质疑率、质疑解决时间和活跃的质疑数量、（严重）不良事件数量、缺失或者延迟的随访数量、方案违背数量等。

为了改进风险的识别流程，建议建立和维护风险库。风险库的目的是收集经常使用的风险指标及其属性使之易于识别，包括可能具有广泛适用性的风险指标。风险识别需要为独特的或以前未识别的风险保留开放思考的空间。风险库也可以在风险管理流程的后期使用，以支持风险审议（表 11-2）。

表 11-2　关键质量要素与风险指标库参考表

CtQ 因素	参数	参数合理性	注释和阈值考虑
入排标准	涉及随机入排标准方案偏离的受试者的百分比或数量	大量不符合入排标准的受试者可能会对主要终点和试验结果的整体有效性产生重大影响，如果受试者不符合某些入排除标准，可能使受试者处于研究药物暴露的风险中	1. 以违背入排标准的条目作为统计的百分比或数量 2. 阈值的设定可以根据统计分析讨论确定 3. 阈值也可以参考历史数据
随机化	被错误分层的受试者的百分比或数量	大量不正确分层的受试者可能导致治疗组之间的基线特征不平衡，在数据中引入偏差，将显著影响试验结果	NA
支持研究终点和数据完整性的流程	未收集到研究终点数据的受试者的百分比或数量	大量受试者未能收集到研究终点数据可能会影响研究结果的分析和解释	1. 阈值取决于试验持续时间和受试者对流程的依从性 2. 阈值倾向于同类治疗领域和相似设计的试验
	试验期间出现严重方案偏离（与入排除标准偏离无关）的受试者的百分比或数量	在试验期间出现严重方案偏离的大量受试者可能会对主要终点的解释和试验结果的整体有效性产生重大影响，它还可能影响受试者的安全	1. 与申办者共同确定严重方案偏离的范畴 2. 在监督阶段确定是否存在系统性问题 3. 某些严重方案偏离可能不会对数据质量产生影响 4. 阈值基于项目的特殊性而设定
研究产品的处置和管理	在方案规定的治疗期结束前停用试验用药品的受试者的百分比或数量	由于暴露量有限/不足，大量受试者停止治疗可能会对主要终点的解释产生重大影响（暴露量应尽可能接近方案预期的暴露量）	采取有效的风险控制和管理，尽量让受试者持续参与到研究中，完成随访
	对研究药物的依从性低于预定值的受试者的百分比或数量	对低于预定值的研究药物的依从性可能会限制个体接受治疗，依从性低的大量参与者可能会影响疗效结果	1. 阈值倾向于同类治疗领域和相似设计的试验，如方案中有明确规定的依从性范围，可参考方案设计 2. 可高于方案中对用药依从性的规定

续表

信号检测和安全报告	在研究者知晓事件超过1天后，由研究中心上报给申办者的安全性事件（如 SAE 和 SUSAR）的百分比或数量	由于缺乏对新出现的安全状况的认识，大量延迟报告事件可能会影响受试者的安全	1.阈值取决于申办方公司报告事件的流程，可以对历史数据进行分析 2.参数指标的报告时间从研究者知晓事件开始到提交给申办方为止
退出标准和受试者保留	治疗分配后退出的受试者的百分比或数量	大量受试者退出可能表明患者负担过重，并可能由于暴露有限/不足而显著影响主要终点的收集和解释	阈值可以根据统计分析沟通，确保统计分析的有效性
信号检测和安全报告/支持研究终点和数据完整性的流程	使用方案中指定的伴随药物作为抢救药物的受试者的百分比或数量	大量使用抢救药物的受试者可能是由于对潜在疾病治疗不充分而导致的安全问题，如果在一个研究组中，观察到受试者有更高频率或持续时间使用抢救药物（高于预设）的情况，可能会混淆研究结果并引入偏倚，对主要终点的解释和试验结果的整体有效性产生重大影响	1.阈值倾向于同类治疗领域和相似设计的试验 2.QTL 的目的是确保遵循方案，而不是限制受试者获得抢救药物
支持研究终点和数据完整性的流程	存在审查风险的受试者的百分比或数量	存在大量有审查风险的受试者，将导致入组受试者数量小于假设的样本量，或在假定的时间内未达到所需的样本量，导致主要目标分析被推迟	该参数适用于"事件发生时间"终点（如无进展生存期、疾病复发/进展时间），QTL 的开发应考虑主要终点

三、风险控制与沟通

通过设置追踪频率对中心层面的风险指标进行控制和追踪，各业务部门（如 CRO、SMO、医学、数据统计等）相互协作，对收集的信息进行分析总结，包括对试验数据本身及其相关采集时间点的变异性评估、对超

269

过风险指标阈值的评估、对缺失数据的评估等。各方需及时沟通，保证信息的公开性和透明性，所有重要的质量管理措施都应记录归档，从而更好地支持风险评估与控制工作，建议制作风险控制工具表（表11-3）。

表11-3　风险控制工具表

序号	种类	亚类	风险指标	定义	算法	阈值	数据来源	责任主体	影响（3、2、1）	可能性（3、2、1）	可检测性（3、2、1）	风险评分	应急措施	预防措施

注：1代表低值，2代表中值，3代表高值。

第二节　研究第三方（CRO）临床试验质量管理体系文件

《药物临床试验质量管理规范》（2020）中规定，CRO受申办者委托开展部分或者全部工作和任务，同时CRO应当实施质量保证和质量控制。所以CRO开展活动需要制定临床试验质量保证和质量控制体系的标准操作规程（SOP），并负责实施和及时更新。CRO主要围绕临床试验的监查、实施质量保证和质量控制进行质量管理体系文件建设。

一、CRO的临床试验项目管理

1.临床试验生命周期管理

临床试验项目生命周期分为5个部分，分别为项目启动、项目计划、项目执行、项目控制过程和项目关闭，可将临床试验项目生命周期与试验周期结合，转化为CRO的临床试验生命周期管理（图11-1）。

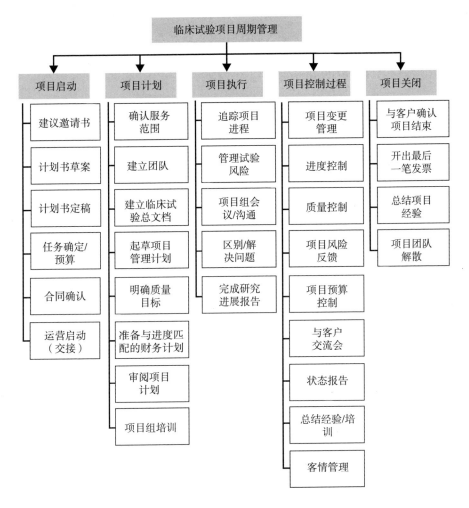

图 11-1 临床试验生命周期管理图

2. 项目管理计划

项目管理计划包括进度、财务管理、团队人员、沟通、启动、入组、质量管理、培训、风险控制、物资等计划及其他管理文件。以项目进度计划和财务管理计划为例，具体如下：

（1）制定项目进度计划，标注完成项目的预计时间，并进一步分解任务。

（2）制定财务管理计划，包括但不限于①制定与项目任务书匹配的项目预算及其他财务流程并获得批准。②审阅合同并关注重点财务部分。例如奖励／惩罚条款、申请"实报"费用的时间等。③与项目团队成员商议成员所负责的预算。④制定项目激励计划、绩效考核等。

二、CRO 对临床试验的监查

（一）监查员的培训

1. 培训类型
包括但不限于新员工入职培训、员工晋级培训、部门日常培训、职业发展培训、项目培训。

2. 培训内容
临床试验相关法规、专业知识、标准操作规程、技巧等。临床试验的培训包括但不限于疾病及药物背景、临床试验方案、项目背景、监查计划、中心筛选、中心启动。

（二）监查计划

项目经理根据工作范围及试验方案与申办者协商制定监查计划。

监查计划内容包括：①临床监查的工作范围、工作类型、工作要求和时间表等。②影响监查工作的因素，及对监查频率调整的规定。③监查计划执行过程中关于筛选、启动、监查、关闭等的具体要求。④原始文件的溯源与核对。⑤约定中心筛选、报告类型、研究药物／器械、仪器、方案违背、数据采集及报告的要求，尤其是监查过程中需要关注的特殊风险。

（三）监查操作规程

1. 监查前准备
监查前准备包括：①熟读、理解试验方案及其修订／补充说明。②回顾前一次的监查访视报告的问题发现。③不良事件／严重不良事件的记录和报告情况。④审查 EDC 系统录入整体情况和疑问解决情况。

2. 监查员实施监查
监查员实施监查包括：①研究用药物／器械的监查。②原始资料和 CRF 的核查。③审阅及更新研究者文件夹。④违背方案的处理。⑤与研究者就中心问题进行沟通。

三、CRO 对临床试验的质量控制

（一）质量控制的目的

质量控制的目的包括：①试验实施过程中，项目经理通过质量控制评估中心确保项目的质量，控制风险。②对发现的风险进行分析、评估，及时开展纠正与预防措施。③收集试验相关信息、经验，并与项目组分享，帮助监查员更好地完成工作。

（二）质量控制的准备

项目经理和业务部门质量控制负责人共同确定质控人员，质控人员提前熟悉项目的相关情况，例如试验方案、监查计划、项目执行过程中的相关规定等，同时向研究中心和项目经理发送质量控制通知书。

（三）质量控制的实施

质量控制实施的内容包括但不限于①与研究中心人员进行沟通；②核查试验中的步骤和流程；③核查记录和数据；④检查设施和设备；⑤与CRA 现场讨论工作缺陷项及可能的解决方案；⑥远程查阅监查报告、EDC系统。

质量控制过程中发现的主要问题需要与研究人员沟通确认，也可以在质量控制结束后安排总结会议进行讨论。

（四）质量控制问题报告

质量控制结束后 CRO 完成质量控制报告，识别严重问题，评估其风险，对问题进行总结，通过报告形式发送至项目经理和监查员。如涉及主要问题及严重问题，可根据处理流程，进一步向公司上级相关管理部门报告。监查员确认和完成纠正与预防措施，项目经理进行监督、跟进直至问题解决。

四、CRO 对临床试验的质量保证（QA）

（一）稽查的目的

稽查的目的包括：①依照相关文件（如试验方案、SOP、法律法规等）评价依从性，从而确保试验数据的可靠性和保障受试者的权益。②评价临床试验系统的有效性和提供持续改进的机会。③如任何研究中心怀疑有严重质量问题，可开展有因稽查。

（二）稽查员的资格要求与职责

1. 稽查员的资格要求

稽查员的资格要求包括：①临床医学、护理、药学等相关专业，本科及以上学历。②熟悉国内外临床试验相关法规及政策，熟悉临床试验全过程，具有一定年限的行业经验和稽查、质量控制经验。③具备良好的沟通能力、写作能力、组织能力、分析能力等。

2. 稽查员的职责

稽查员的职责包括：①基于风险评估撰写稽查计划。②对临床试验进行稽查并反馈稽查发现。③与被稽查方、受托稽查方共同讨论稽查问题。

（三）稽查操作规程

1. 制定和更新稽查计划

考虑到资源管理，系统地、高效地和有效地实施稽查是非常必要的，稽查计划考虑因素包括但不限于：稽查目标、内容（方法）、次数、频率、试验进展情况及关键因素等。

2. 稽查的准备

稽查的准备包括：①稽查员与被稽查方协调稽查日期。②稽查团队提前根据项目组提供的项目文件准备稽查要点。③稽查日期确定后，通知被稽查方和稽查委托方。

3. 稽查开场介绍会

稽查员要与临床试验主要研究者会面，解释此次稽查的目的和步骤，双方就稽查的详细日程取得一致意见。

4. 稽查的执行

稽查内容包括：①核查受试者知情情况，核查受试者检查、检测和治疗区域。②确认 EDC 是符合电子数据记录法规要求的技术，核查系统操作和相关验证文件。③核查研究药物储存和准备区域。④核查生物样本处理和存储区域。⑤核查研究者文件夹。⑥核查知情同意书。⑦确认所有筛选的受试者都有原始文件。⑧核查原始文件和 CRF 的一致性。⑨核查监查相关活动及文件。

5. 稽查总结会

现场稽查结束时，稽查员将与研究者、相关研究人员、监查员一起召开总结会。总结会主要内容包括：①总结关键的稽查发现和问题。②研究者 / 研究人员对稽查发现的问题发表意见。③澄清误会，对需解决的问题提出纠正措施。

6. 稽查报告与稽查证明

稽查团队须在规定期限完成稽查报告，并为稽查方和 / 或被稽查研究中心提供稽查证明。

五、CRO 对临床试验的质量问题上报流程

1. 质量问题的定义

质量问题指任何主要或严重的依从性问题。

2. 发现质量问题后采取的初始行动

①任何人发现可能的质量问题，都需及时向上级领导或部门负责人报告。②上级领导、部门负责人或指定质量问题负责人，收集信息并对可能的质量问题进行评估。③如果问题被判定是严重 / 主要质量问题，需及时向公司质量负责人或质量管理部门报告。

3. 公司质量负责人收到质量问题报告后采取的行动

公司质量负责人或质量管理部门对问题进行评估，问题如果不涉及行为不端，将按严重程度被评定为主要问题或严重质量问题，具体如下：

（1）评定为主要问题：由质量管理部门讨论决定是否需要追踪，按照 CAPA 计划对问题进行追踪、解决。

（2）评定为严重质量问题：①公司质量负责人或质量管理部门组织相关部门负责人等讨论后续的管理工作。②根据需要进一步调查问题原因。③评估是否需要与客户沟通。④确认需要立即采取的保护受试者安全的行动。

4. 调查和 CAPA 的流程

调查和 CAPA 的流程如下：①当稽查作为调查或 CAPA 的一部分时，此种稽查属于有因稽查，根据有因稽查流程开展稽查活动。②不需将稽查作为调查的一部分时，根据收集到的信息和调查的结果，分析此事件的根本原因，评估此质量问题产生的影响和范围。③通过必要的 CAPA 来解决此质量问题，并进行报告和追踪。④ CAPA 由问题发生的部门负责人、质量管理部门进行审阅和批准，与客户达成一致意见后，问题负责人将执行 CAPA。⑤ CAPA 完成后问题负责人将报告发送至质量管理部门，并关闭此问题。

第三节　临床试验项目管理

一、目的

旨在描述项目管理的基本原则和要求。

二、适用范围

适用于所有参与项目管理活动的工作人员。

三、职务和职责

1. 项目经理

项目经理负责执行项目管理活动的程序，监督项目活动的执行。

2. 项目组成员

项目组成员在项目经理的指导下，实施项目运营活动，反馈、报告项目动态。

四、工作流程

1. 项目流程管理

项目经理参与项目启动与计划、项目执行与控制和项目关闭 3 个阶段，从项目工作范围、成本、进度、质量、人员、沟通、风险、采购（如有）、干系人等 9 个方面制定项目管理计划。计划得到客户的确认后，在项目执行过程中推动项目进展、控制项目质量、把控项目风险、管理团队及干系人完成项目工作，向客户交付工作成果。具体流程如下：

（1）项目启动与计划：此阶段自团队与客户完成讨论或收到该项目任务书始，至所有项目活动进入运行环节止。所列出的工作计划可同时进行，部分工作可与项目执行和控制同步开展。

（2）项目执行与控制：此阶段自上阶段所部署的工作计划完成始。所列出的部分工作计划可与上阶段同时进行。此阶段包含了中心的筛选、立项、伦理、启动、筛选入组、观察、关闭等环节。

（3）项目关闭：此阶段自上阶段完成始，至所有工作成果移交客户并正确归档止。

2. 项目经理的任命

项目经理的正式任命自获得项目任务书并签署完成始。

第四节 项目管理计划

一、目的

旨在规范项目管理计划的制定、审批、使用、更新等过程。

二、适用范围

适用于所管理的临床研究项目。

三、职务和职责

项目经理负责制定项目管理计划、定期审核计划、评估计划变更、变更和执行项目管理计划。

四、工作流程

1. 项目管理计划的制定

所有版本的项目管理计划必须保存在相应的章节中。对于项目管理计划正文中没有包含的文件，可另附相应位置存放。

2. 项目管理计划的内容

项目管理计划包括项目基本信息，合同／工作范围，适用的 SOP 清单等，主要内容举例如下：

（1）项目团队部分：包括团队的人员结构、项目人员需求与变更计划、项目组成员培训计划等。

（2）项目进度计划：项目经理根据项目具体情况制定项目进度计划。

（3）项目财务管理计划：包括费用预算模板、付款计划、研究费用的报告与追踪、超范围工作的管理流程。

（4）项目沟通计划：包括项目沟通途径、需要沟通的项目信息、沟通项目信息负责人、沟通文件负责人、沟通频率等。

（5）项目准备：包括项目的表格模板、文件的管理、中心筛选、伦理申请及批准、研究者会议、中心启动等。

（6）受试者的招募与管理：根据需要制定受试者招募和保留策略，确保受试者招募的进度与质量符合项目需求，确保受试者招募过程文件的合规性。

（7）项目质量计划：包括约定项目的 SOP，客户文件的使用，预计的研究质量控制计划等。

（8）研究用药物／器械及配套物品管理计划：描述研究用药物／器械及配套物品的申请、配送、保存、分发、清点、回收等流程。

（9）其他计划：其他计划包括项目监查计划、风险管理计划、数据管理计划、统计分析计划、CRC管理计划、数据安全监督委员会流程。

3.项目管理计划的审阅和批准

项目管理计划需审阅其与合同、工作范围、方案等是否一致，以及核实操作可行性和相关人员持续执行的能力。

项目管理计划必须由项目总监批准。

第五节 监查计划

一、目的

旨在建立和完善监查计划的撰写、审核、执行流程。

二、适用范围

适用于监查工作执行的所有临床项目。

三、职务和职责

1.项目经理

项目经理负责制定及更新监查计划，指导监查员实施监查计划。

2.监查员

监查员按照监查计划实施监查并做相应记录。

四、工作流程

1.监查计划的制定

项目经理根据任务书的工作范围及试验方案制定监查计划。临床试验方案审核无误后，提交监查计划至伦理委员会审核。若监查计划需要更新，使用前应重新提交申请，审核无误后执行。

2.监查计划的内容

制定监查计划应当特别强调保护受试者的权益，保证数据的真实性，保证对临床试验中各类风险的控制。

具体内容包括：①监查的策略及选择监查策略的理由。②具体监查的工作范围、工作类型、工作要求和时间表。③申办者对于临床监查的特殊要求。④影响监查工作的因素，以及对监查频率调整的约定。⑤根据项目要求，明确原始文件的定义及本试验重点关注的文件。确定何种原始数据必须记录在受试者病历/研究病历中。⑥明确原始数据审查的内容。⑦明确原始数据核对的比例。如果原始数据核对的比例小于100%，则应当提前确定当哪些数据偏差超过一定数量或者出现某种类型的偏差时，提高原始数据核查的比例。⑧约定中心筛选报告类型，研究用药物/器械、方案违背、数据采集及报告的要求，尤其是监查过程中需要关注的特殊风险。

3. 监查员向研究者提供的指导

监查员应该与研究者讨论项目监查计划及中心的工作安排，并记录讨论结果。

监查员应告知研究人员本项目中对原始数据的要求。监查员与研究人员建立、管理原始数据的过程，至少包含以下内容：①研究中心关于受试者记录的种类及组成。②受试者记录的储存地点、储存条件及获取阅读权限的过程。③研究中心电子原始文件的使用及维护。④研究中心维护、更新及修正原始数据文件中医学信息的全部过程。⑤从第三方获取额外原始数据信息的过程，例如医院的其他部门。

4. 实施并记录监查

监查员开展监查工作，对已完成的操作进行记录和报告。

5. 电子原始文件查阅权限

电子病历的原始数据核查必须确保数据的完整性并且遵守所有适用的法规。因此监查员在查阅这些电子病历时必须确保其只有查阅数据的权限而没有修改数据的权限。

五、附件

具体文件见表11-4。

表 11-4　附件汇总表

序号	文件名称
1	附件 1：项目监查计划
2	附件 2：监查访视报告
3	附件 3：监查访视随访信

附件1　项目监查计划

一、概要

本文将作为（　　　　　）项目的监查工作指导工具。项目团队会用本文件及相关系统对整个项目的监查工作进行管理。本文将适时更新并发送给相关部门的指定人员。

二、访视频率见下表

研究周期	监查访视频率
中心筛选访视	次／中心
协助研究者进行伦理审评资料的递交	次／中心
研究合同签署	次／中心
研究中心启动	次／中心
首次监查访视	次／中心
入组期监查	次／月／中心，每次（　　　）小时
随访期监查	次／月／中心，每次（　　　）小时
中心关闭访视	次／中心，末例受试者出组后
特殊事件监查	次／中心

三、影响因素

项目经理可根据以下因素来调整监查频度，并有相关文件记录：①质量因素，包括研究中心情况、数据质量问题、入组进度情况、研究者和患者的方案依从性。②入组/工作量因素。③其他情有可原的情况。

四、监查计划的执行

1.研究中心筛选访视

（1）项目经理提供筛选访视的中心和筛选流程，详细描述筛选的工作程序和具体要求。监查员在规定时间内完成并提交筛选访视报告、保密协议等文件。

（2）项目经理提供以下文件：①联系研究者的流程和时限。②同研究者签订保密协议的流程。③研究者和研究中心的必要信息。④需要在研究中心筛选阶段收集的必要文件清单。⑤关于研究特殊需要的评估，包括评价方法和报告流程。⑥筛选访视的工作时间和预算，包括准备时间和报告时间、在研究中心工作的时间，以及相关的费用要求。

（3）对监查员的要求：①在筛选访视前阅读中心筛选要求及SOP。②若访视涉及出差，监查员需提前向项目经理提出出差申请，得到批复后再前往出差地。

2. 研究中心启动访视

监查员向项目经理提交启动申请，项目经理确认后启动访视。注意事项包括：①确认启动访视的工作时间和预算，如需费用，需得到项目经理批准。②按照项目经理制订/批准的研究中心启动工作表，以及培训计划进行访视。③注意特殊的研究中心启动要求/程序，例如文件管理、药物管理、标本管理等要求/程序。④监查员在研究中心应对所有参与临床试验的研究者进行培训并保存记录。⑤在研究进行中随时跟进新加入研究者的培训，并保存记录。⑥关注试验违背情况，加强方案的持续性培训。

3. 研究中心监查访视

监查员在中心启动第1例入组时开始常规监查访视。访视工作开始前向中心发出监查通知函，完成访视后向中心发出监查随访信。

常规监查访视需向项目经理提交申请，得到批准后进行，常规监查访视的具体内容如下：①新签署知情同意书的核查。②新发 AE 和 SAE，以及尚未结束 SAE 的更新。③新入选受试者的入/排标准核查。④方案违背/偏离核查，以及报告流程的核查。⑤原始文件审阅和原始数据核查。⑥特殊研究流程的核查，如研究用药品及物资管理，样本管理等流程。⑦研究中心发生重大事件的定义及汇报流程。⑧其他要说明的问题。⑨与研究者/主要研究者讨论本次发现的问题。

4. 研究中心关闭访视

中心关闭访视必须完成的工作如下：①统计工作时间和预算，包括准备和报告时间、在研究中心工作的时间，以及相关的费用要求。②通知机构和伦理，研究中心已完成受试者观察。③获取研究中心机构文件归档流程及要求。④获取研究中心伦理关闭流程及要求。⑤核实数据答疑阶段产生的记录。⑥研究用文件及物资回收。⑦研究用药品回收。⑧标本回收。⑨核实所有遗留问题是否被解决或被跟进。⑩核实所有研究用文档被研究机构妥善保存。

5. 方案违背的报告

针对违背方案情况，按照 SOP 要求进行项目方案违背报告。

6. SAE 和 SUSAR 的报告

发生 SAE 和/或 SUSAR 时，根据相关法规、项目管理和中心管理要求，及时报告给相关方（如研究中心伦理委员会、申办者、监管部门等），并进行追踪。

7. 研究中心的重大事件

研究中心出现重大事件（如接受监管部门检查要求整改、主要研究者更换、出现严重威胁受试者安全的事件、出现严重威胁试验质量事件等），研究者需要在规定时间内告知研究中心监查员或项目经理，项目经理视严重程度决定是否上报申办方和/或内部质量管理部门。

8. 非计划监查访视

非计划监查访视需提前申请，并阐述增加非计划监查的理由及所需资源和协助，得到书面批准后方可进行。

9. 中心管理

监查员中心管理的工作内容包括：①实施研究者培训。②督促相关文件的收集。③协调研究流程。④督促研究进度。⑤协调解决研究中心的质量问题。⑥协调沟通研究用物资、研究用药物/器械、标本管理等方面的问题。⑦配合研究中心机构质控、行政单位稽查等。⑧其他未包含在监查计划中，但要求监查员实施的工作。

五、原始文件溯源

1. 原始文件类型

本试验重点关注的原始文件包括知情同意书、受试者筛选/入选表、鉴认代码表、实验室检验报告、影像学报告、病原性检测报告、受试者各项评分表、严重不良事件报告、受试者依从性报告。

2. 原始数据核对

根据项目要求，确定何种原始数据必须记录在受试者病历/研究病历中（比如，主要/次要疗效和安全性数据）。在项目启动完成前需确认原始数据记录的位置。

（1）应该100%做原始数据检查（SDR）的项目：①所有严重不良事件。②受试者知情同意书。③受试者登记表、筛选表、入组表。④受试者记录。⑤药品/器械管理记录。⑥EDC填写的完整性、准确性。⑦合并用药情况。⑧血样管理记录。

（2）访视/周期应做100%原始数据核对的项目：①评估入选/排除标准访视。②随机/基线访视。③做出有效性/安全性评价的最终访视。④所有患者的基线访视。

（3）筛选失败：①说明筛选失败的受试者需要收集的信息（例如知情同意、排除的原因等）。②确认受试者是否允许重复筛选或重复筛选的操作过程。

3. 方案依从性

方案依从性内容包括：①入选/排除标准。②方案中的特殊实验室要求。③方案中的特殊伴随治疗要求。④研究用药物/器械，说明贮存要求和温度记录，以及研究药物/器械清点的水平。⑤给试验中用到的特殊仪器限定要求。⑥患者记录。⑦方案违背情况。⑧重大方案违背情况。

六、数据收集

1. 数据收集要求

采用EDC收集受试者相关数据，并在最后1例受试者末次访视后递交CRF首联至数据管理部。

2. 数据质疑解决

（1）非EDC方式：数据方将各中心的疑问以邮件方式给到各中心监查员和研究

者，研究者完成疑问清理工作，回答的疑问需研究者签字确认后以邮件/邮寄的方式返回给数据方，研究中心保存一份，连同 CRF 存档备查。全部的 CRF 及数据疑问最后都交由申办方保存。

（2）使用 EDC 方式：根据数据管理及核查计划，在系统相应的节点上发送疑问，研究者通过线上方式回复质疑，监查员于最近的 1 次实地监查中完成原始数据核查。全部的 EDC 数据最后由数据管理方刻盘交由研究中心及申办方保存。

七、实验室正常值与异常处理

实验室正常值范围应在第 1 例受试者入组前收集后递交给数据方。

任何有临床意义的实验室检查异常（包括影像学报告、组织病理学发现等）或异常加重都应进行随访直至受试者缓解或稳定。

八、报告要求

拟定报告提交、审核、定稿的时限及归档要求。

附件 2　监查访视报告

项目编号			
项目名称			
申办方			
中心号		中心名称	
主要研究者		监查员	
访视时间		监查次数	第___次

本次监查拜访人员名单：

研究中心人员	研究中职务	公司/中心名称

受试者的招募情况统计：

研究中心计划入组数			
已筛选例数		筛选失败例数	
已入组例数		已完成例数	
脱落/退出例数		SAE 例数	

研究中心概况	是	否	不适用	备注
中心研究人员有无改变	☐	☐	☐	
是否有中心授权职责范围外的人员操作	☐	☐	☐	
研究操作是否严格按照方案和相关法规要求进行	☐	☐	☐	
该中心的仪器设备是否仍然满足试验要求	☐	☐	☐	
该中心全部新受试者是否进行了正确的随机分组	☐	☐	☐	

研究中心文件	是	否	不适用	备注
是否签署中心监查访视日志	☐	☐	☐	
研究者中心文件是否完整，实时更新，准确	☐	☐	☐	
试验室资质认证及正常值范围是否发生更新	☐	☐	☐	
受试者筛选入组表、签认代码表是否进行了及时的更新	☐	☐	☐	

知情同意	是	否	不适用	备注
该中心是否按照相关法规要求执行知情同意程序	☐	☐	☐	
知情同意书是否有修订，备注知情同意书的最新版本（版本号／日期）	☐	☐	☐	
是否核查所有新筛选受试者的知情同意书	☐	☐	☐	
受试者签署知情同意书的版本是否正确	☐	☐	☐	
知情同意书签署是否正确	☐	☐	☐	

研究用药物／器械	是	否	不适用	备注
研究用药物／器械的保存条件是否符合方案等要求	☐	☐	☐	
研究用药物／器械是否按方案使用并准确地记录在原始文件中	☐	☐	☐	
研究用药物／器械的接收，发放，回收，储存记录是否准确	☐	☐	☐	
研究用药物／器械的发放和回收数量是否存在差异	☐	☐	☐	
与申办者交接（发放／回收）的研究用药物／器械数量是否出现了偏差	☐	☐	☐	
是否出现了与伴随用药有关的问题	☐	☐	☐	
研究用药物／器械是否返回申办者／指定代表，或销毁	☐	☐	☐	

试验样本	是	否	不适用	备注
储存场所／条件是否符合要求	☐	☐	☐	
试验样本的采集、处理是否按照方案等要求进行	☐	☐	☐	
试验样本的采集、处理记录是否正确、完整	☐	☐	☐	
试验样本是否安排返回中心实验室／申办方	☐	☐	☐	

研究物资	是	否	不适用	备注
研究物资供给是否充足	☐	☐	☐	

原始文件核查／病例报告表	是	否	不适用	备注
本次访视所有预期的原始数据是否可供核查	☐	☐	☐	
原始文件的溯源是否存在问题	☐	☐	☐	
病例报告表是否及时填写	☐	☐	☐	
是否将病例报告表上的数据与原始文件进行核对	☐	☐	☐	
病例报告表中的数据是否与原始文件一致	☐	☐	☐	
是否对数据疑问进行了原始文件的核查和答疑	☐	☐	☐	

受试者情况				
自上次访视以来，受试者递增 / 递减和知情同意情况（如入组、脱落等）				
受试者编号 / 姓名缩写	ICF 签署日期	入组日期	中止 / 完成日期	备注（如中止日期及原因等）
列出本次监查的所有受试者				
受试者编号 / 姓名缩写	□纸质 CRF □ EDC		重要发现	
	原始数据核查（自 – 至）	收回 CRF(自 – 至)		

安全性	是	否	不适用	备注
研究者是否正确地记录所有的 AE/SAE/SUSAR	□	□	□	
研究者是否向合相关部门报告所有的 AE/SAE/SUSAR	□	□	□	

不良事件
自上次访视以来，是否发生了不良事件
□是，见附件中的清单，本次发生____例，____次；累计发生____例，____次
□否

自上次监查访视以来发生的 SAE/SAE 跟踪		□有	□无			
受试者编号 / 姓名缩写	SAE 描述	开始日期—结束日期（ – – ）	预期 / 非预期	与研究药物 / 器械的关系	是否新发	CRA 解决的日期（ – – ）

方案偏离
□核查在本次访视中是否发现了方案偏离，见附件中的清单

注：所有的方案偏离均需要根据最初核查的数据进行记录，偏离可根据增加的核查数据而改变。

问题跟进	是	否	不适用	备注
是否所有重要问题都与相关研究人员进行讨论	□	□	□	
研究中心是否被药品监督管理部门稽查过或联系过	□	□	□	
预计下次访视日期：				

访视小结			
上次访视报告中记录的需要跟进的工作是否都已完成　　□是　　□否 如果"否"，在下表中列出：			

需要跟进的工作	计划采取的措施	责任人	预定解决日期

其他需要总结或备注的情况：

监查员：＿＿＿＿＿＿＿＿＿＿＿＿＿＿＿＿＿＿＿＿　　日期：＿＿＿＿＿＿＿
　　　　　　　（楷体）　　　　　　（签名）

项目经理：＿＿＿＿＿＿＿＿＿＿＿＿＿＿＿＿＿＿＿　　日期：＿＿＿＿＿＿＿
　　　　　　　（楷体）　　　　　　（签名）

附件3　监查访视随访信

监查访视随访信

项目编号				
项目名称				
中心号		中心名称		
主要研究者		电话		
邮箱		抄送	临床研究协调员 / 项目负责人 / 主管经理	
主题	中心监查访视跟进			
监查员		拜访日期		
第____次拜访 计划拜访的人员：				

尊敬的　　　　教授 / 主任 / 老师：

　　您好！

　　我于　　年　　月　　日在贵中心对　　　　临床试验（方案编号：　　　　　）进行了监查。在本次监查活动中，我和您的研究组成员一起核对并修正了部分需要修正的地方，核查了研究者文件夹，清点了研究用药物 / 器械及核对了相关记录，并完成了如下受试者的原始资料的核查：

　　筛选号：　　　药物编号：　　　受试者姓名缩写：

　　另外，在这次监查访视中遗留有几个突出问题需要尽快跟进解决，现将其情况呈送如下：

序号	问题	解决方案	负责人	解决期限

　　非常感谢您和您的研究组成员对本公司本临床试验的支持。

　　如您有什么问题，请随时与我联络。

　　谢谢！

监查员签字：

日期：_____年____月____日

第六节 质量控制计划

一、目的

旨在创建质量控制计划的工作程序。

二、适用范围

适用于所有项目执行的质量控制活动。

三、职务和职责

1. 质控经理

质控经理负责审核、管理项目质量控制计划。

2. 质控人员 / 项目经理

质控人员 / 项目经理负责撰写项目质量控制计划。

四、工作流程

1. 收集背景信息

为制定质量控制计划收集有关的背景信息，如项目任务书 / 工作范围、临床研究方案、中心清单、项目团队组织架构表 / 项目团队成员名单。

2. 撰写项目质量控制计划

质量控制计划内容应包括项目任务书的需求，以及除任务书外的其他质量控制申请，质量控制计划由质控经理审核批准。

3. 批准和分发质量控制计划

质控人员完成并签署质量控制计划，质控经理及项目经理确认及签署最终的质量控制计划。

4. 质量控制计划修订

质控人员根据核心文件变更修订或更新质量控制计划。

5.质量控制计划归档

质控人员把已签署的质量控制计划归档于合适的质量控制部文件夹中，项目经理将质量控制计划复印件归档，保存在项目管理文件夹中。

五、附件

具体文件见表 11-5。

表 11-5　附件汇总表

序号	文件名称
1	附件 1：项目质量控制计划

附件1　项目质量控制计划

一、项目概要

本计划书是本项目的质量控制管理工具，质量控制团队通过本计划书的中心核查评估研究是否遵守 ICH‐GCP、中国 GCP、研究方案、标准流程及其他相关法规的要求，对本项目的完成质量、存在的风险进行评估，并向项目组 / 申办方汇报质量控制问题及风险，使项目组 / 申办方更好地对项目风险进行把控，及时开展后续纠正与预防措施。同时通过试验相关信息、经验交流，帮助监查员更好地完成中心监查工作。

项目基本信息	
研究用药物 / 器械	
适应证	
试验分期	
入组病例数（例）	
试验周期	
研究中心数（家）	

二、质量控制时间安排

计划质量控制中心	

注：请详细阐述质量控制开始的时间节点及流程，每次质量控制安排的时长及特殊情况说明。

三、人员计划

包括人员架构和 QC 人员简介。

成员	背景介绍	项目中的职责	计划负责中心

四、质量控制前准备

为保证质量控制的顺利实施，请申办方 / 项目组及研究中心配合提供如下资料：①中心质量控制前请提供下表中其他文件电子版发送至质量控制经理邮箱。②中心质量控制开始前，请协调研究中心准备好下表中的文件。

序号	研究中心文件
01	研究者文件夹
02	受试者文件夹
03	已签署的知情同意书
04	研究用药物 / 样本的管理及相关文件
05	AE 及 SAE 的管理相关文件
06	研究中心各种系统准备
07	eCRF 账号申请或数据导出资料
08	方案偏离清单

五、中心质量控制实施

1. 质量控制工作内部启动程序

质量控制工作内部启动程序流程如下：①召开项目启动会议。②制定质量控制相关工具。③展开项目培训。④制定中心质量控制计划。

2. 中心质量控制程序

中心质量控制程序包括：①与研究中心团队召开交流会。②核查研究中心文件。③研究中心相关系统溯源。④对 CRA 进行现场工作指导。⑤与研究中心的团队成员沟通主要问题。⑥召开项目关闭会议。

3. 中心质量控制日程

时间	内容	参加人员

4. 核查内容

核查内容包括：①知情同意书。②原始文件核查。③安全性报告。④研究用药物管理。⑤研究样本管理。⑥文件夹核查。⑦ HIS、LIS 系统溯源。⑧中心风险评估。⑨质量控制报告。

5. 核查重点及难点

核查重点及难点包括：①知情同意的流程，知情同意签署的完整性、合规性、逻辑性。②相关受试者信息登记的完整性和准确性，如鉴认代码表、筛选入选表的审核。③研究者授权、培训、资质情况。④原始文件记录的及时性、完整性、准确性，重点关注量表评分的一致性，量表录入的及时性，量表修改的合理性，日记卡填写的规范性。⑤方案执行的依从性。⑥安全性报告。⑦研究用药物管理。⑧中心风险评估。

6.沟通指导重点内容

主要沟通指导重大问题的发现，以及就监查流程与研究实施流程进行讨论。

六、质量控制报告反馈

质量控制结束后需在规定时间内完成质量控制报告初稿，形成初稿后提交质控经理和项目经理审核，修改意见达成一致后质控定稿。

七、沟通计划

如发现重要问题，可组织相关方进行讨论，拟定纠正与预防措施。评估该中心的风险，必要时可进行二次质量控制。

第七节　临床试验的质量控制

一、目的

旨在建立和完善临床试验质量控制有关计划，执行、报告和关闭质量控制流程。

二、适用范围

适用于所有负责质量控制的质控人员及接受质量控制的项目组成员。

三、职务和职责

1. 质控经理

质控经理负责审核质量控制报告，指导质控人员进行质量控制活动。

2. 质控人员

质控人员负责执行质量控制活动，在质量控制活动结束后，撰写质量控制报告，反馈质量问题。

3. 项目经理

项目经理负责审核质量控制报告，对发现问题的纠正与预防措施进行指导并跟进问题。

4. 监查员

监查员负责实施纠正与预防措施。

四、工作流程

1. 质量控制主要内容

质量控制主要内容包括：①根据项目需求制定质量控制计划，配备质控人员。②通过质量控制评估中心发现质量风险。③对发现的风险进行分析、评估，及时开展后续的纠正与预防措施。④收集试验相关信息、经验，并与项目组分享，帮助监查员更好地完成工作。

2.计划质量控制计划

项目经理／质控人员制定质量控制计划，质控经理审核质量控制计划。

3.质量控制前的准备

质量控制前的准备包括：①质控经理根据质量控制计划，至少提前两周与项目经理确定质量控制日期，确定开展研究中心质量控制的质控人员。②质控人员提前向项目经理获取相关项目的文件以准备审核，例如方案、监查计划、项目组对于项目执行过程中的相关规定等。③在研究中心开展质量控制前，对质控人员进行培训，例如研究方案、操作流程、重难点分析等。④质控人员准备质量控制日程表。⑤质控人员向研究中心、项目经理和监查员发出正式的质控通知。

4.质量控制执行

质控人员根据项目质量控制计划书、项目任务书和工作指南进行项目质量控制。具体内容包括：①与研究中心人员沟通质量控制事宜。②核查试验中的步骤和流程。③核查试验相关记录和数据。④检查试验设施和设备。⑤与监查员现场讨论工作缺陷项及可能的解决方案。⑥质量控制结束后安排总结会议。

5.质量控制问题报告

质控人员记录质量控制问题，与项目经理对问题进行讨论，识别严重问题并评估其风险，对问题进行总结。质量控制结束后在规定时间内完成质量控制报告，递交质控经理审核，审核后将质量控制报告正式发送至项目经理及其他需要接收的人员。

6.质量控制问题的回复

监查员需核对质量控制报告中的所有问题，并在报告中予以回复。监查员应确保在规定时限之前确认和完成纠正与预防措施，项目经理进行监督。

五、附件

具体文件见表11-6。

表 11-6　附件汇总表

序号	文件名称
1	附件 1：质量控制通知书
2	附件 2：质量控制报告

附件 1　质量控制通知书

项目编号：

项目名称：

尊敬的　　　　医院：

　　研究中心正在进行研究方案编号（　　　　）研究，现对该中心开展常规质量控制，我将与 QC 人员（　　　　）一起完成此次质量审核。此次质量控制在　　年　　月　　日进行。希望能够得到您或贵单位的大力支持及认可。在质量控制过程中，我们将查阅如下的资料。

研究中心文件	文件要求
研究者文件夹	√
受试者文件夹（包括已完成的原始记录、日记卡、量表等相关文件）	√
已签署的知情同意书	√
研究药物的管理及相关文件	√
样本的管理及相关文件	√
AE 及 SAE 的管理相关文件	√
研究中心各种系统准备（HIS 等研究相关系统） 注：若涉及医院相关部门，请提前协调，并预约好核查时间，以便核查工作顺利进行	√
eCRF 账号申请或数据导出资料 ● 若直接登录 eCRF 系统，请配备系统登录所需的网卡或可正常使用的无线网络系统，并申请开通质控账号 ● 若核查导出后的数据资料，请在核查前至少 1 日完成数据导出工作	√

　　另外，在质量控制结束后，希望您能够安排半小时的时间，我们会就质量控制过程发现的问题与研究人员进行沟通确认，并于 13 个工作日内提供质量控制报告给项目组。初步质量控制日程安排见表。

序号	日期	时间	工作内容	备注

　　再次感谢您能够支持我们的工作，谢谢！

质控人员姓名：

电子邮箱：

附件 2　质量控制报告

基本信息

方案编号和名称：		
项目编号：	申办方：	
研究中心名称：	研究中心编号：	主要研究者：
CRA：	QC 人员：	质控日期：
研究中心拜访的研究人员：		
首次伦理批准时间：	项目启动时间：	中心关闭时间：
首例受试者入组时间：	末例受试者入组时间：	末例受试者出组时间：
计划入组的例数：	筛选例数：	入组例数：
治疗中例数：	完成研究例数：	脱落例数：
SAE 例数：		

主要发现总结

此处应总结研究中心目前的质量问题，诸如安全性、药物管理、ICF、原始数据核查、关键文档等问题，不能简单堆砌结果，应形成结论，分析在哪些环节的管理中存在问题。 　　严重问题： 　　风险评估：

研究者文件夹核查

发现问题（QC 人员填写）	解决措施（由 CRA、PM 确定）	时限
主要问题： 一般问题：		

知情同意书核查

发现问题（QC 人员填写）	解决措施（由 CRA、PM 确定）	时限
主要问题： 一般问题：		

原始文件核查

发现问题（QC 人员填写）	解决措施（由 CRA、PM 确定）	时限
主要问题： 一般问题：		

CRF 核查

发现问题（QC 人员填写）	解决措施（由 CRA、PM 确定）	时限
主要问题： 一般问题：		

研究用药物／器械管理

发现问题（QC 人员填写）	解决措施（由 CRA、PM 确定）	时限
主要问题： 一般问题：		

安全性数据

发现问题（QC 人员填写）	解决措施（由 CRA、PM 确定）	时限
主要问题： 一般问题：		

方案违背情况

受试者编号	方案违背详情（如未发现方案违背，注明"无"）	备注

总结	是	给予指导
发现技能／能力方面存在主要／关键问题	☐	
发现技能／能力方面存在较小差距	☐	
在既定的流程／技能方面，不需要及时额外的指导支持	☐	
其他：		

QC 人员	姓名：	签字：	日期：
PM	姓名：	签字：	日期：
QC 经理	姓名：	签字：	日期：

第八节　稽查工作开展

一、目的

旨在描述质量保证部门计划、执行、报告和关闭稽查的流程。

二、适用范围

适用于对项目流程、设施等进行常规稽查、有因稽查的稽查员工，以及稽查部门参与发布、回复稽查报告的员工。

三、职务和职责

1.稽查经理

稽查经理负责确定需要稽查的项目，组建稽查团队，撰写稽查计划，进行稽查前准备工作及安排团队培训，发布稽查证书。

2.稽查员

稽查员负责执行稽查活动，撰写稽查报告。

四、工作流程

1.稽查计划

稽查经理组建稽查团队。稽查团队依据规定计划开展稽查，例如稽查计划、合同约定，依据项目情况与项目团队和运营团队讨论决定具体的稽查计划。稽查经理撰写和发布稽查计划。

2.稽查的安排

稽查的安排包括：①稽查员根据相关工作指南安排稽查日期，提前确定稽查日期。②稽查团队依据获得的背景文件准备稽查，例如方案、病例报告表填写指南、合同、标准操作规程等。③稽查员应在稽查日期确定后，向被稽查方正式发送稽查通知。

3. 稽查的执行

稽查的执行包括：①稽查团队将根据稽查计划、合同规定和工作指南进行稽查。②稽查员在介绍会时告知被稽查者此次稽查的目的和范围。③稽查过程中和 / 或总结会议时，告知被稽查者发现的主要和严重问题。

4. 撰写稽查报告

撰写稽查报告流程包括：①稽查员起草稽查报告。②稽查员必须以客观陈述的方式来撰写稽查报告。③稽查员对所有稽查发现的问题进行分类、分级。④稽查员将稽查报告发送至稽查经理进行审阅。⑤报告审阅者需检查问题描述是否清晰、一致、客观和恰当，问题的严重度分级是否合适。

5. 发送稽查报告

稽查员和稽查经理签署稽查报告。签署完毕后稽查经理将稽查报告正式发送给稽查委托方。

6. 向客户报告稽查发现

根据合同约定要求，稽查经理向客户提交一份稽查所发现的严重问题及主要问题的总结概要。

7. 回复稽查报告

被稽查者需要根据稽查发现，准备纠正与预防措施计划。稽查经理审阅纠正与预防措施计划，并提出修改意见。

8. 稽查发现的问题

稽查经理要跟进所有的严重问题和主要问题直至其解决。

9. 发布稽查证明

当所有 CAPA 关闭后或稽查报告最终完成后，由稽查经理发布稽查证明，并将稽查证明发送给被稽查方和 / 或客户。

五、附件

具体文件见表 11-7。

表 11-7　附件汇总表

序号	文件名称
1	附件 1：质量保证稽查计划
2	附件 2：稽查通知函
3	附件 3：稽查报告
4	附件 4：稽查证明
5	附件 5：纠正与预防措施计划

附件 1　质量保证稽查计划

方案标题：

申办方：

CRO 项目编号：

稽查计划版本号：

一、项目概要

（　　　　　）委托 CRO 有限公司对（　　　　　　　）项目开展稽查工作。

项目团队由以下成员组成：

CRO 公司名称：

临床研究中心组长单位名称：

数据管理团队负责人：

生物统计经理：

医学顾问：

CRO 公司已签约提供以下服务：

二、稽查目的

CRO 公司 QA 工作是为了确保临床试验符合 ICH-GCP、中国药物 / 器械临床试验质量管理规范，以及适用的法规要求、合同约定、方案和 CRO 公司 / 客户的 SOP。

三、团队介绍

成员	背景介绍	项目中的职责

四、稽查准备

主要时间	计划时间	备注
启动前会议		
制订核查工具		
项目培训		
任务分配		
稽查时间安排		
稽查报告	全部稽查工作完成后 15 个工作日	7 个工作日初稿，5 个工作日讨论、修改，3 个工作日审核定稿

第十一章　研究第三方（CRO）临床试验风险控制与质量管理体系文件

1. 稽查前文件准备

为保证稽查的顺利实施，请提供如下资料。

研究中心文件	文件要求
研究者文件夹	√
已完成的原始记录	√
eCRF 账号申请或数据导出 （若直接登录 eCRF 系统，请配备系统登录所需的网卡或可正常使用的无线网络系统；若需核查导出后的数据资料，至少在稽查前一日完成数据导出工作）	√
已签署的知情同意书	√
研究用药物的管理及相关文件	√
AE 及 SAE 的管理	√
样本的管理及相关文件	√
研究中心各种系统准备（HIS 等研究相关系统） （若涉及医院相关部门，请提前预约核查时间）	√
其他文件	文件要求
项目管理计划书	√
项目监查计划	√
项目说明文件	若有
监查报告	√
稽查、协同监查报告等	若有
伦理信息一览表	√
启动信息一览表	√
监查访视日志一览表	√
方案偏离清单	√
项目组对于项目执行过程中的相关规定	若有

2. 核查内容确认单

研究者文件夹
①申办方 /CRO 沟通记录
②批件
③伦理相关文件及沟通记录
④合同 / 协议的合规性
⑤研究人员资质
⑥ ICF、CRF 等文件
⑦实验室相关文件
⑧受试者相关文件（筛选入选表、鉴认代码表等）
⑨盲法相关程序及文件
⑩研究物资的管理记录
⑪其他项目必须文件
知情同意核查
知情同意的流程，以及知情同意书的逻辑性、合规性
原始数据核查
①原始记录的合规性、完整性、准确性，特别注意部分有临床意义、无临床意义的判定需核实
②原始记录与 eCRF、电子系统之间的一致性
③方案执行的依从性
④方案违背记录
安全性事件核查
①已上报 AE 的记录的逻辑性及可能的 AE 漏报情况
② SAE 上报的及时性、文件的完整性及可能的 SAE 漏报情况
研究用药物管理核查
①药检报告
②研究用药物的接收、保存、发放、使用和回收等相关记录的完整性及与实际情况的一致性
③温湿度记录

3. 稽查要点分析

	问 题	难 点 分 析
关键数据		
关键流程		
关键问题		

五、项目实施

研究中心日程安排。

时间	内容	参加人员
第1天	①开场介绍会	稽查员、监查员和研究团队
	②研究者文件夹核查	稽查员和监查员
	③知情同意书核查	稽查员和监查员
	④原始数据核查	稽查员和监查员
第2天	①原始数据核查	稽查员和监查员
	②研究用药物管理核查	稽查员和监查员/药物管理人员
第3天	①原始数据核查	稽查员和监查员
	②医院相关系统溯源	稽查员和监查员
第4天	问题归纳总结	稽查员和监查员
	沟通交流、人员访谈	稽查员、监查员和研究团队
	总结会	稽查员、监查员和研究团队
备注	以上日程安排会根据具体情况随时调整，仅供参考	

六、稽查沟通

稽查相关沟通。

人员类型	姓名	职务	联系电话
被稽查方联络人			
CRO 联络人			
CRO 商务联络人			

七、稽查报告

1. 稽查报告发送

由主要稽查员将稽查报告发送给以下各方，包括被稽查方的项目经理、稽查委托方、相关部门负责人。

2. 稽查报告的回复、追踪

判断需要/不需要审核CAPA，如果需要CAPA审核，明确CAPA回复及审核时限。

3. 稽查报告的存放

稽查报告是机密文件，必须妥善保管，不能发送给稽查委托方以外的人员。稽查后发布稽查证书。

八、稽查过程涉及的 SOP 清单

SOP 编号	SOP 名称	SOP 版本号

九、稽查计划签署

人员类型	职 务	签 名	日 期
作者			
审核批准人			

附件2　稽查通知函

日期：

稽查项目编号：

项目名称：

尊敬的（　　　　　　　　）：

（　　　　　　）医生／教授的研究中心（中心编号：　　　　　　），正在进行（　　　　　　）研究，现选择该中心开展稽查，我将与稽查员（　　　　　　）一起完成此次稽查。我公司计划：

1.将用（　　　）天的时间来审阅"临床试验总文档"的适用部分。

2.我建议在（　　　）年（　　　）月（　　　）日那一周进行（　　　）天的现场稽查。请和研究中心工作人员讨论他们方便的时间，以确定研究中心稽查的最佳日期。

希望能够得到您或贵单位的大力支持及认可。在稽查中，希望能够看到如下的资料。

研究中心文件	文件要求
研究者文件夹	√
已完成的原始记录	√
eCRF 账号申请或数据导出资料	√
已签署的知情同意书	√
研究用药物的管理及相关文件	√
AE 及 SAE 的管理	√
样本的管理及相关文件	√
研究中心各种系统准备（HIS 等研究相关系统）	√
项目管理计划书	√
项目监查计划	√
监查报告	√
伦理信息一览表	√
启动信息一览表	√
监查访视日志一览表	√
方案偏离清单	√
申办者／研究特定的 SOP	如适用
IP 的总体计数和受试者药物分配的报告	如适用

　　另外，在稽查开始前和结束后，希望您能够分别安排 30 ～ 60 分钟的时间就研究相关流程及发现的问题与研究人员进行沟通确认。初步稽查日程安排，请参见稽查日程表。

　　再次感谢您能够支持我们的工作，谢谢！

稽查员签字：

电子邮箱：

（　　　　　）公司

年　　月　　日

稽查日程表

时间	内容	参加人员
第 1 天	①开场介绍会	稽查员、监查员和研究团队
	②研究者文件夹核查	稽查员和监查员
	③知情同意书核查	稽查员和监查员
	④原始数据核查	稽查员和监查员
第 2 天	①原始数据核查	稽查员和监查员
	②研究用药物管理核查	稽查员和监查员 / 药物管理人员
第 3 天	①原始数据核查	稽查员和监查员
	②医院相关系统溯源	稽查员和监查员
第 4 天	①问题归纳总结	稽查员和监查员
	②沟通交流、人员访谈	稽查员、监查员和研究团队
	③总结会	稽查员、监查员和研究团队

附件 3　稽查报告

项目编号：

法律声明：

- ■ 报告中相关信息涉及商业机密，非法律要求，不得泄露。
- ■ 报告中的信息，仅对本稽查时点和稽查范围的稽查发现负责。
- ■ 报告仅供委托方参考使用。
- ■ 报告版权及最终解释权归稽查公司所有。

一、稽查目的

根据项目具体情况填写。

二、稽查依据

例如：《中华人民共和国药品管理法》《药品注册管理办法》《药物临床试验质量管理规范》《药品生产质量管理规范（2010 年修订）》《药物临床试验必备文件保存指导原则》《涉及人的生物医学研究伦理审查办法》《涉及人的生命科学和医学研究伦理审查办法》《药品注册核查要点与判定原则（药物临床试验）（试行）》《ICH–GCP E6(R3)》。

三、项目基本情况

项目基本信息				
项目名称				
临床研究分期	□Ⅰ期　　□Ⅱ期　　□Ⅲ期　　□Ⅳ期　　□其他：			
研究中心名称		临床科室		稽查时间
伦理批准时间		中心启动时间		
主要研究者		联系方式		
申办方		联系人		联系方式
合同研究组织		监查员		联系方式
稽查形式	□办公室稽查　　　□中心稽查			
稽查范围	根据任务书填写			
项目完成情况				
临床试验阶段	□临床试验准备阶段；□临床试验进行阶段；□临床试验完成			
计划	____例筛选；____例入组；____例脱落；____例严重不良事件			

续表

稽查访谈	□开场介绍会 □过程中访谈 □总结会
稽查内容	□研究者文件夹 □知情同意书 □原始病历 □病例报告表 □ HIS/LIS 等医院相关系统 □试验相关仪器、设备 □科室拜访 □其他:_____
稽查小结	本次稽查发现:(严重、主要、一般问题定义见附录) □严重问题____个　　　　□主要问题____个　　　　□一般问题____个

严重问题:

具体问题:	NA □	判定依据:
内容:		

知情同意书:

主要问题:	NA □	判定依据:
内容:		
一般问题:	NA □	判定依据:
内容:		

伦理审核与沟通:

主要问题:	NA □	判定依据:
内容:		
一般问题:	NA □	判定依据:
内容:		

研究者文件夹:

主要问题:	NA □	判定依据:
内容:		
一般问题:	NA □	判定依据:
内容:		

原始文件 / 病例报告表：

主要问题：	NA □	判定依据：
内容：		
一般问题：	NA □	判定依据：
内容：		

研究用药物 / 器械管理：

主要问题：	NA □	判定依据：
内容：		
一般问题：	NA □	判定依据：
内容：		

安全性数据：

主要问题：	NA □	判定依据：
内容：		
一般问题：	NA □	判定依据：
内容：		

生物样本：

主要问题：	NA □	判定依据：
内容：		
一般问题：	NA □	判定依据：
内容：		

临床试验总文件夹：

主要问题：	NA □	判定依据：
内容：		
一般问题：	NA □	判定依据：
内容：		

中药新药临床试验风险控制与质量管理

观察到的现象：

现象：	备注：
内容：	

    稽查员：   日期：

    报告审核人：   日期：

报告分发清单（按照稽查计划的规定和相关稽查标准操作规程进行分发）：

姓名	职务	单位	电子邮箱地址

    限制声明：稽查结果反映被稽查单位的质量体系的实际状态，发送及审查这些机密报告仅限于上述列出的人员。

附件4　稽查证明

稽查证明

　　（　　　　　　　　）公司稽查部门已于（　　　　）年（　　　）月（　　　）日对以下项目进行了（　　　　　）稽查。所发现的问题已报告给相关人员进行跟进。

　　　　项目名称：

　　　　项目编号：

　　　　中心名称：

　　　　稽查员签字：＿＿＿＿＿＿＿＿＿＿＿　　　时间：＿＿＿＿＿＿＿＿＿＿＿

附件5　纠正与预防措施计划

申办者：＿＿＿＿＿＿＿＿＿＿＿　　　　项目名称：＿＿＿＿＿＿＿＿＿＿＿

稽查编号：＿＿＿＿＿＿　　稽查类型：＿＿＿＿＿＿　　　　稽查日期：＿＿＿＿＿＿

纠正与预防措施计划

报告发现编号及问题	严重程度分级	整改措施/预防措施的回复		安排人员/预计完成日期	已完成人员/日期
		CA			
		PA			

纠正与预防措施计划中签署姓名的人员列表

姓名	职位和部门	单位

审阅和批准人姓名：　　　　　　签名：　　　　　　　　日期：

[负责管理项目/临床运营的人员]

审阅的稽查员姓名：　　　　　　签名：　　　　　　　　日期：

[稽查员姓名]

纠正与预防措施追踪

报告发现编号及问题	严重程度分级	整改措施（CA）/预防措施（PA）		实际完成人员/日期
		CA		
		PA		

整改方负责人姓名：　　　　　　签名：　　　　　　　　日期：

[负责管理项目/临床运营的人员]

审阅的稽查员姓名：　　　　　　签名：　　　　　　　　日期：

[稽查员姓名]

主要参考文献

【期刊】

[1] 戴学栋，王庆利，孙涛.新药人体早期临床试验风险识别和风险控制策略的一般考虑 [J].中国新药杂志，2020，29（18）：2060-2065.

[2] 贺玉婷，樊启猛，周逸群，等.中药毒性的研究现状及其超分子"印迹模板"调控机制的探讨 [J].中草药，2020，51（21）：5638-5644.

[3] 葛斐林，郭玉明，曹俊岭，等.中药药源性肝损伤评价方法及风险因素研究进展 [J].中国现代中药，2019，21（3）：284-290.

[4] 潘才能.中药制剂生产过程中的质量风险与对策 [J].化工设计通讯，2019，45（7）：235-265.

[5] 左甜甜，王莹，张磊，等.中药中外源性有害残留物安全风险评估技术指导原则 [J].药物分析杂志，2019，39（10）：1902-1907.

[6] 余中光，李宗云，李素娟，等.基于风险受益比的国内外临床研究伦理审查现状研究 [J].中国医学伦理学，2021，34（3）：323-327.

[7] 苏娴，崔孟珣.基于风险的质量管理体系在新药临床试验中的应用探讨 [J].中国新药杂志，2018，27（15）：1721-1725.

[8] 夏侠，李媛媛，王坤，等.药物临床试验风险评估体系建立的初步探讨 [J].中国临床药理学杂志，2016，32（8）：753-755.

[9] 王胤凯，孙浩，王维聪，等.临床试验机构办在试验项目质量控制体系中的作用 [J].中国医院药学杂志，2020，40（7）：815-817.

[10] 甘园，张琴，黄燕萍，等.新的药物临床试验机构开展药物临床试验工作的实践与思考 [J].中国新药杂志，2019，28（22）：2749-2753.

[11] 许芳，梁蓓蓓，白楠，等.我院信息化系统下的临床试验项目管理现状 [J].中国新药杂志，2018，27（24）：2922-2924.

[12] 姚贺之，李睿，高蕊，曹唯仪，王淑阁.Ⅰ期药物临床试验电子

319

化管理系统刍议 [J]. 中药新药与临床药理，2019，30（5）：630-633.

[13] 桂裕亮，陈尊，田国祥，等. 临床研究设计方案要点之临床试验方案设计的几点思考 [J]. 中国循证心血管医学杂志，2017，9（6）：641-643.

[14] 汶柯，白楠，梁蓓蓓，等. 药物临床试验记录文件中常见问题及规范实施办法探讨 [J]. 中国药物应用与监测，2013，10（1）：51-54.

[15] 曹丽亚，郭薇，谢林利，等. 药物临床试验机构对临床试验项目质量控制工作的实践与思考 [J]. 中国药师，2020，23（4）：713-715.

[16] 温雯，姜春梅，郎丽杰，等. 基于药物临床试验项目管理系统的临床试验全程管理 [J]. 中国医院管理，2015，35（5）：55-57.

[17] 王瑾，汶柯，曹江，等. 从我院药物临床试验投保情况浅谈我国临床试验风险管理现状 [J]. 中国新药与临床杂志，2013，32（12）：946-949.

[18] 刘利妍，吴忠均. 药物临床试验机构对临床试验项目质量管理的实践与体会 [J]. 现代医药卫生，2017，33（1）：148-150.

[19] 冯芳菲. 我国机构质控员加强对药物临床试验质量控制分析 [J]. 现代医学与健康研究电子杂志，2018，2（4）：194.

[20] 谢洁琼. 药物临床试验质量控制与质量保证体系探讨 [J]. 中国药师，2015，18（7）：1191-1194.

[21] 颜崇超，陈峰，夏结来，等. 临床试验中计算机化系统的验证 [J]. 药学学报，2015，50（11）：1380-1387.

[22] 王晓敏，袁洪，阳国平，等. AAHRPP 认证及人体研究保护体系建设 [J]. 中国临床药理学与治疗学，2016，21（6）：716-720.

[23] 卜擎燕，谢立群，熊宁宁. 临床试验中偏离方案的管理 [J]. 中国新药杂志，2012，21（18）：2121-2125.

[24] 黄钦，王骏. 加强临床数据管理对药品审评的重要作用 [J]. 药学学报，2015，50（11）：1408-1409.

[25] 谢高强，姚晨. 数据管理在临床研究中的地位和作用 [J]. 北京大学学报（医学版），2010，42（6）：641-643.

【图书】

[1] 田少雷，邵庆翔．药物临床试验与 GCP 实用指南 [M]．北京：北京大学医学出版社，2010．

[2] 姜柏生，汪秀琴．医学研究受试者的权益保护［M］．1 版．北京：科学出版社，2014．

[3] 熊宁宁，李昱，王思成，等．伦理委员会制度与操作规程 [M].3 版．北京：科学出版社，2014．